LP/TSCHT 003-2025

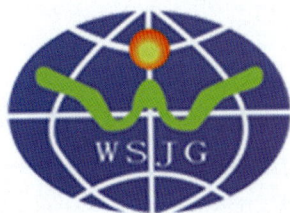

WSJG

钩活术技术
诊疗方案和临床路径

（13个优势病种）

主编 魏玉锁 魏 乐

全国百佳图书出版单位
中国中医药出版社
·北 京·

图书在版编目（CIP）数据

钩活术技术诊疗方案和临床路径 / 魏玉锁，魏乐主编 . -- 北京：中国中医药出版社，2025.3.
ISBN 978-7-5132-9394-5

Ⅰ . R245.31

中国国家版本馆 CIP 数据核字第 2025FM0233 号

中国中医药出版社出版

北京经济技术开发区科创十三街 31 号院二区 8 号楼
邮政编码　100176
传真　010-64405721
保定市西城胶印有限公司印刷
各地新华书店经销

开本 787×1092　1/16　印张 12　彩插 0.75　字数 279 千字
2025 年 3 月第 1 版　2025 年 3 月第 1 次印刷
书号　ISBN 978 – 7 – 5132 – 9394 – 5

定价　52.00 元
网址　www.cptcm.com

服 务 热 线　010-64405510
购 书 热 线　010-89535836
维 权 打 假　010-64405753

微信服务号　zgzyycbs
微商城网址　https://kdt.im/LIdUGr
官 方 微 博　http://e.weibo.com/cptcm
天猫旗舰店网址　https://zgzyycbs.tmall.com

如有印装质量问题请与本社出版部联系（010-64405510）

钩活术技术
诊疗方案和临床路径

（13个优势病种）

起草单位及专家组、指导组成员

起 草 单 位

负责起草单位　石家庄真仁中医钩活术总医院

参加起草单位　秦皇岛风湿骨病医院

　　　　　　　湖北黄冈市中医医院

　　　　　　　河南亚太骨病医院

　　　　　　　山西省长治市中医院

专家组成员

组　　　长　　陈珞珈

专　　　家　　董福慧　宋一同　吴中朝　张振宇　林新晓

　　　　　　　冀来喜　贾春生　袁　军　杜双庆　周　卫

　　　　　　　郑格琳

指导组成员

组　　　长　　赵晓明

专　　　家　　李金祥　王　瑞　赵兰巧

第一代传人　　沈　姣　王植军　姚西保　梁桂民

　　　　　　　董文明　朴　玄　徐延超

钩活术技术
诊疗方案和临床路径

（13个优势病种）

编委会

主　编	魏玉锁	魏　乐				
副主编	国凤琴	李金祥	赵晓明	王　瑞	朱文胜	赵兰巧	朴　玄
	桂忠诚	任秀荣	韩宝发	尹士军			
编　委	沈　姣	梁桂民	宋建礼	周兴才	徐延超	姚西保	庞素琴
	李　义	董文明	王彦华	王植军	刘　磊	刘永礼	杨大亮
	付起生	唐永奎	李太极	张跃军	郗玉昆	王　尧	郭智军
	侯华宾	申海波	邢照林	李兰军	王辉岩	张格嘉	唐嗣景
	孙富清	景庆文	康　明	张仕一	白利坤	张著海	梁建军
	周福仓	李红涛	孙精凯	代向阳	刘　斌	何学军	徐汉臻
	封志康	徐宝荣	段卫生	周双杰	烟玉芳	王同肖	李　晨
	张金华	张殿梁	韩　冰	李梅春	刘　云	江高潮	吴世虎
	余鹏程	李丛林	王植峰	王桂格	左彦会	史三岭	李庆刚
	李彦军	白开国	陈奇文	冯连合	张津华	韩书萍	刘志明
	王广川	黄祥疆	张玉朝	唐社平	吴亚力	李泽成	崔维斌

中医微创钩活术技术诊疗方案和临床路径专家修订审查意见

中国民间中医医药研究开发协会专家组修订审核意见

　　2016 年版中医微创钩活术技术诊疗方案和临床路径，经过 4 年的历史积累了丰富的临床经验，并大胆地提出了修订，修订原则由国家中医药管理局医政司主编、中国中医药出版社出版 2018 年版《39 个中医优势病种中医临床路径和中医诊疗方案》（试行版）为基准进行修订，名称为《中医微创钩活术技术诊疗方案和临床路径》。稿件内容详细全面，符合 2018 年版国家中医药管理局诊疗方案和临床路径的规范要求，充分体现了中医微创钩活术的技术特点。13 个优势病种在中医微创方面突出了补泻手法、补泻针具的中医特色，更具有实用性、先进性、科学性和安全性，值得在临床上推广应用。

　　建议：

　　1. 修改技术名称：钩针技术（钩活术疗法）；

　　2. 规范疾病名称；

　　3. 疾病的诊疗方案应突出病种治疗特点；

　　4. 修改并完善前言；

　　5. 增加书"序"，调整主编及编写人员；

　　6. 临床实施 5 年，积累经验，再修订，增加更多优势病种。

专家组成员及签名

组织单位：

　　同意专家意见，发表实施，指导临床。

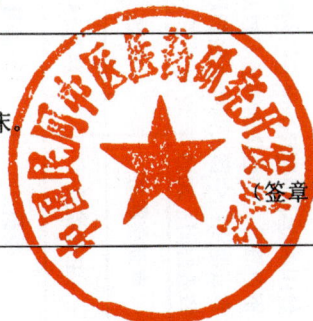

（签章）2019 年 12 月 2 日

中医微创钩活术技术诊疗方案和临床路径修订

审查专家名单

组织单位：中国民间中医医药研究开发协会
审查题目：中医微创钩活术技术诊疗方案和临床路径修订
审查地点：中国民间中医医药研究开发协会会议室
审查时间：2019 年 12 月 2 日 北京

审查会职务	姓名	单位	职务	职称	签名
主任委员	陈珞珈	中国民间中医医药研究开发协会	会长	研究员	
委员	董福慧	中国中医科学院骨伤科研究所	原所长	教授	
委员	宋一同	北京针灸骨伤学院	原骨伤系主任	教授	
委员	周 卫	中国中医科学院望京医院	原副院长	教授	
委员	张振宇	中国中医科学院望京医院	推拿科主任	教授	
委员	林新晓	中国中医科学院望京医院	骨关节科主任	教授	

专家共识内容及签名

项目名称	《钩活术诊疗方案和临床路径（2020年8月）》的修订意见	地点	中国石家庄金圆大厦

组织意见：由中国民间中医医药研究开发协会钩活术专业委员会组织专家对2020年8月出版的钩活术诊疗方案和临床路径的修订进行现场讨论研究，形成修订内容的专家共识。

组长：钩活术创始人魏玉锁，副组长：钩活术第一代传人李金祥，成员由钩活术执行人副主任医师以上的人员组成。

专家共识：钩活术诊疗方案和临床路径的修订意见

1. 按照国际惯例有关技术标准5年修订，对钩活术诊疗方案和临床路径进行修订。

2. 钩活术技术根据术式和部位分为钩活术（软组织）、钩活骨减压术（硬组织）、钩活外口软减术（根管外口）、钩活镜微创手术（镜下钩活）都属钩活类技术。前三种软组织、硬组织、根管外口属现代医学的保守（中医的微创），后一种镜下钩活属现代医学的微创。

3. 根据医保合并兼容的价格收费精神，钩活类技术保守疗法的不同术式（钩活术、钩活骨减压术、钩活外口软减术）都按"钩活术治疗、钩活术"收费，三种钩活术式根据辨证进入钩活术诊疗方案和临床路径。钩活镜属微创手术进入现代医学微创手术路径。

4. 按照修订要求进行修订，争取2025年8月出版指导临床。

5. 修订后临床实施5年积累经验，根据临床需求进行提升再修订。

专家组成人员签名：

组织单位：

同意专家意见，修订发表，指导临床。

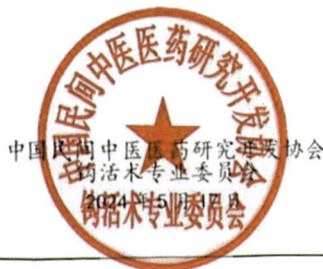

吴　序

　　2017年7月1日施行的《中华人民共和国中医药法》指出："国家大力发展中医药事业，实行中西医并重的方针，建立符合中医药特点的管理制度，充分发挥中医药在我国医药卫生事业中的作用。发展中医药事业应当遵循中医药发展规律，坚持继承和创新相结合，保持和发挥中医药特色和优势，运用现代科学技术，促进中医药理论和实践的发展。"

　　在国家中医药管理局明确了156项适宜技术的基础上，2017年国家中医药管理局印发了《中医医疗技术相关性感染预防与控制指南（试行）》（以下简称《指南》），使中医微创技术在院内感染控制方面有了遵循的标准。钩活术专业委员会和钩活术流派以国家中医药管理局颁布的《指南》为标准，结合钩活术疗法本身的特点，制定了钩活术疗法院内感染控制指南；同时，钩活术流派在20多年的大量临床中不断地传承和创新，在古九针和新九针的基础上创新研制出了独具特色的钩活术钩锃针，由最初1996年的1个型号发展创新至现在的83个型号，根据不同的病程和部位分型治疗、准确定位成为钩活术的特色，由此而产生了张力和压力理论的创新。2016年编写出版了钩活术技术的诊疗方案和临床路径，此次修订又增加了一部分优势病种，以国家中医药管理局2018年版路径方案为标准，内容全面、实用，使得技术的创新发展及时有效地用于指导临床，这是钩活术疗法在规范化、标准化的历程中的自我发展与完善。钩活术流派今后还要不断总结经验，坚持"传承精华，守正创新"的原则，为5年后方案路径再次修订打下基础，为中医临床技术发展和"健康中国"作出新的贡献。

国家中医药管理局原副局长　吴刚

2019年12月3日

董　序

　　中医微创技术是根据中医皮部、经筋、经络、五体及脏腑相关理论，采用特殊针具，对病变部位进行刺、切、割、剥、铲等治疗。常用针具有针刀、带刃针、铍针、水针刀、刃针、钩针（钩活术针具）、长圆针、拨针和松解针等。其治疗要求是以最小的解剖和生理干预获得最好的治疗效果，以最低的生物和社会负担获得最佳的健康保障。本技术包括微创松解术（平行、垂直）、微创减张术（自外向内、自内向外）、微创减压术（软组织、硬组织）、微创矫形术、微创剥离术、微创分离术（锐性分离、钝性分离）、微创触及术（脊神经、周围神经）、微创刺激术（经络穴位、组织）等。钩活术疗法属中医微创钩针技术的范围，中医微创较多术式都能在钩活术中体现。钩针技术（钩活术疗法）设计的钩针新颖独特，钩尖、钩刃、钩板、钩弧融为一体，多法并用，推进拉出，通过钝性锐性、弧线直线、减压减张操作，由软到硬，使皮筋肉骨得到平衡。经过 34 年的临床应用，中医微创钩针技术积累了丰富的临床经验，规范操作、系统培训，在中医微创标准化方面走在了前列。2016 年，钩活术技术的诊疗方案、临床路径、操作规范、感染控制指南得以制定，现把指导临床 4 年的诊疗方案和临床路径增加优势病种进行修订，与国际学术标准修订相吻合，以国家中医药管理局 2018 年版路径方案为标准，内容全面、实用，层次分明，依据确凿，具有实用性、及时性，可有效指导临床，有益于钩针技术（钩活术疗法）安全有续发展。希望钩针技术方案、路径的修订出版更加丰富中医微创技术的内容，为保护人们的身体健康作出贡献。

中国中医科学院骨伤科研究所　董福慧

2019 年 12 月 3 日于北京

2019.12.3

前 言

　　《中医微创钩活术（钩针）技术诊疗方案和临床路径》（13 个优势病种）于 2020 年 8 月出版，通过临床应用 4 年，发现本诊疗方案和临床路径还应增加钩活骨减压术和钩活外口软减术，以更显全面和完整。故编者在原来作品的基础上做了修订，编写原则以国家中医药管理局医政司主编、中国中医药出版社出版、中华中医药学会发布的 39 个中医优势病种中医临床路径和中医诊疗方案（2018 年版）为基准进行修订。2018 年版中医临床路径和中医诊疗方案同在一册中，修订后的钩活术技术诊疗方案和临床路径也同在一册中。根据专家意见，本书名称变更为《钩活术技术诊疗方案和临床路径》，该版诊疗方案和临床路径包括技术总则、住院病种、门诊病种等。

　　2024 年 5 月 17 日，由中国民间中医医药研究开发协会钩活术专业委员会组织 29 位专家在河北石家庄金圆大厦对钩活术诊疗方案和临床路径进行了现场评审，并形成了修订意见的专家共识。

　　1. 按照国际惯例有关技术标准 5 年修订，对钩活术诊疗方案和临床路径进行修订。

　　2. 钩活术技术根据术式和部位分为钩活术（软组织）、钩活骨减压术（硬组织）、钩活外口软减术（根管外口）、钩活镜微创手术（镜下钩活），都属钩活类技术。前三种术式（钩活术、钩活骨减压术、钩活外口软减术）属现代医学的保守（中医的微创）技术，后一种术式（钩活镜微创手术）属现代医学的微创技术。

　　3. 根据医保合并兼容的价格收费精神，钩活类技术保守疗法的不同术式（钩活术、钩活骨减压术、钩活外口软减术）都按"钩活术治疗、钩活术"收费，三种钩活术式根据辨证，分别进入钩活术诊疗方案和临床路径。钩活镜术式属微创手术，进入现代医学微创手术路径。

　　4. 按照修订要求进行修订，争取 2025 年 8 月出版，指导临床。

　　5. 修订后临床实施 5 年，积累经验，根据临床需求进行提升，再修订。

　　编者根据专家的建议进行了修改完善，形成了本稿，再次感谢各位专家！

　　望各位临床一线的医务工作者在临床应用过程中提出宝贵意见和建议，我们将积累经验，为今后的修订再版奠定基础。

编　者

2025 年 2 月 5 日

目 录

钩活术技术诊疗方案和临床路径总则

钩活术技术是利用一次性钩活术钩锃针，通过中医的辨证施治，进行辨经、辨络、辨位、辨影像、辨脏腑、辨虚实、辨寒热、辨部位、辨证、辨病，对相应腧穴进行常规操作（钩、割、挑、刺、推、钻、弹、剥、捣、抽等），通过钩治法、割治法、挑治法、针刺法、放血法、减压法、减张法、疏松法、温补法、平衡法等多法并用以治疗疾病的中医微创骨伤类技术。本技术包括钩活术、钩活骨减压术、钩活外口软减术，对皮、肉、筋（松筋、顺筋、理筋、整筋）、骨（刺骨、钻骨、抽淤）智能钩活，达到筋骨同治的目的。本书主要内容包括针法、治法、钩法、手法、选钩、选穴、定位、补泻、深度、钩度、钩活术操作、疗程。

一、针法、治法、特定钩法、特定手法的总则

1. 针法 针法包括钩、割、挑、刺、推、钻、剥、弹、捣、抽等，利用钩锃针的钩头四位（钩尖、钩弧、钩板、钩刃）直接弧形刺入穴位点进行钩提。

2. 治法 治法包括钩治法、割治法、挑治法、针刺法、放血法、减压法、减张法、疏松法、温补法、平衡法等。

3. 特定钩法 钩活术特定钩法包括浅单软、单软（轻、中、重）、双软、深双软、重深双软等。以疼痛、麻木为主的胸椎病应用浅单软钩法；以疼痛为主的颈、腰椎病应用单软钩法；疼痛、麻木并存的腰椎病应用双软钩法；疼痛、麻木兼冷凉的腰椎病应用深双软钩法；以间歇性跛行为主的腰椎病应用重深双软钩法。

4. 特定手法 钩活术特定手法包括：①钩提法：垂直钩提法（烧山火、透天凉）、扇形钩提法、菱形钩提法、倒八字钩提法；②分离法：旋转分离法、扇形分离法、上下分离法、左右分离法、面形分离法；③捣划法：直接捣划法、鸟啄捣划法；④触骨法；⑤钻骨法等。以中医辨证施治为应用总则。

二、选钩、选穴、定位、补泻、深度、钩度的总则

1. 选钩 病灶大、粘连部位深的脊柱退变性和四肢关节退变性疾病选巨类钩锃针；病灶较大、粘连部位较深的选中类钩锃针；病灶小、粘连部位浅的选微类钩锃针。需要应用补法时选内刃类钩锃针，需要应用泻法时选内板类钩锃针。

2. 选穴 脊柱关节及四肢关节病变所对应的新夹脊穴及四肢关节特定穴为钩活术技术所选定的穴位点,可选一组或两组,最多不超过三组,但必须是连续的。

3. 定位 根据骨性标志和影像学检查的结果,利用坐标定位法顺势定位,脊柱中本椎体下关节突、骨关节骨性标志在体表的投影为定位总则,脊柱新夹脊穴定位时应宁窄勿宽,保证安全。

4. 补泻 钩锟针进入皮肤后变为直立状态,垂直前进深入者为补法,弧形前进深入后在原路退出为平补平泻法,深入后提拉向外者为泻法。根据疾病的虚实进行补泻,根据虚实的程度选用巨、中、微类钩锟针和进退补泻法为总则。补泻的轻重如图0-1、图0-2所示。

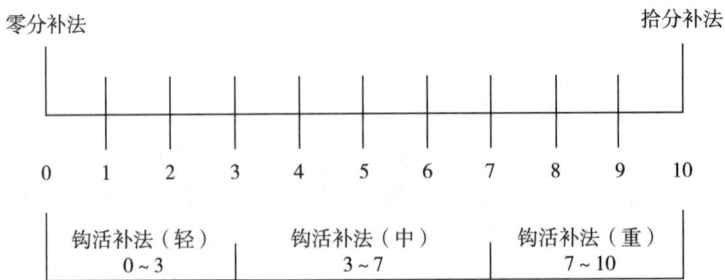

图 0-1　手感模拟钩活补法

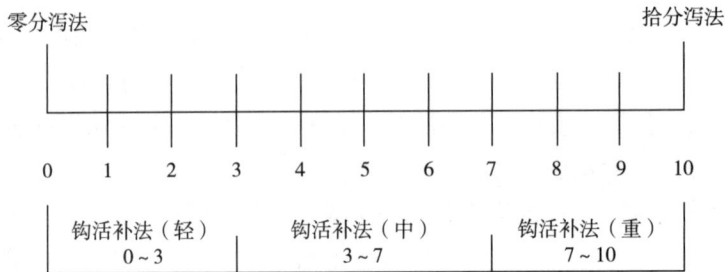

图 0-2　手感模拟钩活泻法

5. 深度 根据患者的胖瘦、高矮调整深度,病灶部位的深浅是确定钩活术技术钩治深度的依据。新夹脊穴深度,颈段（$C_1 \sim C_7$）1.0cm 左右,上胸段（$T_1 \sim T_4$）1.1cm左右,中胸段（$T_5 \sim T_8$）1.2cm 左右,下胸段（$T_9 \sim T_{12}$）1.3cm 左右,上腰段（$L_1 \sim L_3$）1.4cm 左右,下腰段（$L_4 \sim S_1$）1.5cm 左右,如表 0-1、表 0-2 所示:

表 0-1　颈腰椎围度和深度的关系　　　　　　　　　　　　　　　　　单位:cm

	颈　椎			上腰椎			下腰椎		
围度	30～38	39～42	42以上	70～85	86～91	92以上	75～90	91～95	95以上
深度	0.9	1.0	1.1	1.3	1.4	1.5	1.4	1.5	1.6

注:颈椎以喉结为基准,上腰椎以肋骨下缘为基准,下腰椎以髂峰缘为基准。

表 0-2　胸椎围度和深度的关系　　　　　　　　　　单位：cm

	上胸椎			中胸椎			下胸椎		
围度	70～85	85～95	95以上	65～80	80～90	90以上	63～78	78～90	90以上
深度	1.0	1.1	1.2	1.1	1.2	1.3	1.2	1.3	1.4

注：上胸段以第 2 胸椎为基准，中胸段以第 6 胸椎为基准，下胸段以第 10 胸椎为基准。

6. 钩度　手感模拟钩度法是一种钩度量表。软组织没有任何破坏，处于完整状态，为零分度；软组织通过钩治达到全部割开的治疗状态，为十个分度。下面用一个数轴来表示钩开的程度，这个程度是通过操作者手下的感觉而得到的，用量表数轴的形式表现出来，如图 0-3 所示：

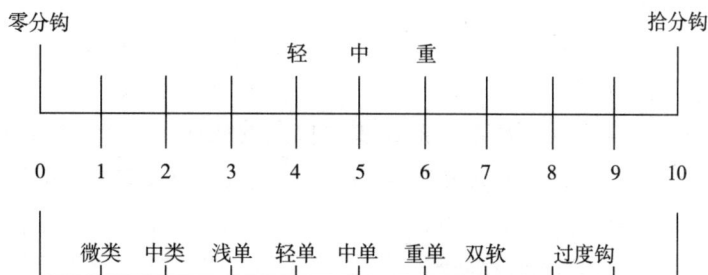

图 0-3　手感模拟钩度法（钩度数轴）

手感模拟疼痛钩度法又称为数字疼痛强度与单软钩度的关系数轴。此法以较疼痛视觉模拟评分法更具有数字特征的 0～10 数字疼痛强度对应钩活术单软钩法的轻、中、重钩度，见图 0-4：

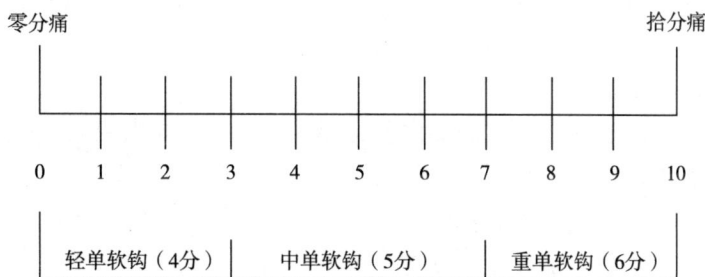

图 0-4　手感模拟疼痛钩度法

具体每一种疾病的每一个部位根据辨证分析，在总则的指导下进行相应的细化，如钩度中的几点几分钩、补泻中的补中带泻或泻中带补、深度中的几点几分深等在具体疾病的证型中体现。

三、钩活术操作

钩活术操作是指利用钩锃针在辨证施钩、正确选穴、无菌操作的前提下，施钩者在穴位点上施治的过程。操作者按照无菌原则，动作轻柔、准确、到位，遵循相应的手法和步骤操作，各种手法都不能过度，到位即止，防止损伤。总之，坚持深度要"宁浅勿深"、手法要"柔而不蛮"、强度要"基通即止"、效果要"宁无效勿强效"的原则。

1. 钩活术

（1）新夹脊穴（软组织） 根据骨性标志采用适宜的体位，准确定位后，按无菌操作，具体步骤如下：

第一步：局部消毒

根据骨性标志，确定相应腧穴位置，对腧穴进行常规局部消毒。

第二步：局部麻醉

0.50% 盐酸利多卡因局部浸润麻醉，视穴位点的深浅，每个穴位点局部应用稀释后的麻药 3～4mL，3～5 分钟即可操作，同时注意观察有无过敏反应。

第三步：无菌操作

按照常规无菌操作技术进行准备。

第四步：进入皮肤

在手术室环境无菌操作的前提下，左手固定腧穴局部皮肤，确保刺入的位置准确，右手持已灭菌的钩锃针，使钩锃针的钩尖垂直穿透表皮、真皮，进入皮下组织，或利用一次性 15c# 刀片破皮 0.2cm，然后使钩锃针直立，做好钩提准备。

第五步：进行钩治

应用进入皮下组织的钩锃针做钩提动作，边钩提边深入，达到相应的深度和钩度，即可停止操作。

第六步：退出皮肤

完成钩治后，左手固定腧穴局部皮肤，使钩锃针在皮肤内稳定地按照进针路线原路返回，退出皮肤表面。

第七步：排出瘀血（放血疗法）

对于钩治后的腧穴，采取放血疗法，排出局部针孔内瘀血。术者采用双手"倒八字"挤压法，挤压腧穴周围的组织，使腧穴针孔内的所有瘀血排出，达到瘀血祛新血生的目的。

第八步：使用穴位注射增加疗效

排出瘀血后，以无菌棉球覆盖皮瓣。

第九步：无菌包扎

对针孔进行局部加压包扎，加强局部药物吸收和局部组织修复，防止渗血和局部血肿形成。对血管丰富的腧穴包扎后进行局部加压（3kg 压力），压迫 15 分钟，防止软组织渗血或形成血肿。

（2）四肢关节特定穴（软组织）　让患者仰卧在手术床上，根据施术关节的不同，确定骨性标志进行定位，按无菌原则进行操作。具体步骤如下：

第一步：局部消毒

根据骨性标志，确定相应腧穴，按照清洁、备皮、消毒的顺序进行常规局部消毒。

第二步：局部麻醉

用 0.25% ～ 0.50% 盐酸利多卡因局部浸润麻醉，视穴位点的深浅，每个穴位点局部应用稀释后的麻药 2 ～ 3mL，3 ～ 5 分钟即可操作，同时注意观察有无过敏反应。

第三步：无菌操作

按照常规无菌操作技术进行准备。

第四步：进入皮肤

在手术室环境无菌操作的前提下，左手固定腧穴局部皮肤，确保刺入的位置准确；右手持已灭菌的钩锃针，使钩锃针的钩尖垂直穿透表皮、真皮，进入皮下组织，或利用一次性 15c# 刀片破皮 0.2cm，然后使钩锃针直立，做好治疗准备。

第五步：进行治疗

对于进入皮下组织的钩锃针，做相应的分离、钩提、触及动作，达到应有的深度和钩度，即可停止操作。

第六步：退出皮肤

完成钩治后，左手固定腧穴局部皮肤，使钩锃针在皮肤内稳定地按照进针路线原路返回，退出皮肤表面。

第七步：排出瘀血（放血疗法）

同新夹脊穴（软组织）。

第八步：酌情配合富血小板血浆（PRP）疗法

排出瘀血后，关节腔内注射制备好的 PRP。

第九步：加压包扎

对血管比较丰富的腧穴，包扎后局部加压（3kg 压力），压迫 15 分钟，防止软组织渗血或形成血肿。

2. 钩活骨减压术（硬组织）　根据钩活骨减压需求，选择合适体位，按无菌原则进行操作。具体步骤如下：

第一步：局部消毒

根据骨性标志，确定腧穴位置，对穴位局部进行常规术野消毒。

第二步：局部麻醉

用 1% 盐酸利多卡因局部浸润麻醉，视穴位点的深浅，应用稀释后的麻药 2 ～ 4mL，3 ～ 5 分钟即可操作，同时注意观察有无过敏反应。

第三步：无菌操作

同新夹脊穴（软组织）。

第四步：进入皮肤

在手术室环境无菌操作的前提下，左手固定腧穴局部皮肤，右手持钩活骨减压针准确刺入腧穴，钩活骨减压针尖垂直穿透表皮、真皮，左右15°旋转进入皮下组织，或利用一次性11#刀片破皮0.3cm，慢慢深达骨面。

第五步：进行钻骨

将到达骨面的钩活骨减压针调整好方向和位置，慢慢地在骨面上左右15°旋转钻骨，有落空感或进骨1cm使钩翼完全接触骨面，使钩活骨减压针的头部进入骨髓腔。然后使钩活骨减压针的直椎钻（针芯）退出套管钻。

第六步：排出瘀血

钩活骨减压针针芯退出后，套管针留在骨皮质内，将5mL一次性无菌注射器去除针头，与套管钻的尾部进行吻合，抽吸髓腔内的骨髓液，根据骨内压的大小抽吸量达2～18mL，以达到瘀血祛、新血生的目的。

第七步：退出皮肤

将钩活骨减压针的套管钻左右旋转15°，稳力退出骨面和皮肤。

第八步：无菌包扎

对操作后的针孔及时加压包扎，使局部组织修复。

第九步：加压防渗

对包扎后的针孔局部加压（3kg压力），压迫15分钟，防止骨髓液外渗于软组织形成血肿或硬结，也叫骨面封口。

3. 钩活外口软减术（软组织） 让患者侧卧在手术床上，根据施术节段的不同，借助C形臂确定骨性标志进行定位，手术室环境下，按无菌原则进行操作。具体步骤如下。

第一步：定位消毒

根据骨性标志，确定施术节段、进针点和进针方向，按照清洁、备皮、消毒的顺序进行常规局部消毒。

第二步：局部麻醉

用2%盐酸利多卡因5mL局部浸润麻醉，3～5分钟即可操作，同时注意观察有无过敏反应。

第三步：破皮穿刺

在无菌操作的前提下，左手固定局部皮肤，确保位置准确，用11#一次性无菌刀片破皮0.3cm，右手持一次性使用钩活术钩锟针刺探针向规划的进针方向进针，在C形臂透视引导下调试，使针尖到达指定的椎间孔外口处。

第四步：深部麻醉

穿刺成功后，左手固定套管针，右手退出直锥针，套管针的尾部连接注射器，用1%盐酸利多卡因10mL深部麻醉。

第五步：进行外口钩活

深部麻醉成功后，右手持一次性使用钩活术钩锃针钩针延套管针的内壁向下深入到指定的椎间孔外口处，进行外口的"十"字钩活，每个方向钩提3次，完成外口钩活操作。

第六步：退出皮肤

完成钩活后，左手固定局部皮肤，使一次性使用钩活术钩锃针钩针和一次性使用钩活术钩锃针刺探针同时稳定地按照进针路线原路返回，退出皮肤表面。

第七步：排出瘀血（放血疗法）

同新夹脊穴（软组织）。

第八步：无菌包扎

对操作后的针孔及时加压包扎，促进局部组织修复。

第九步：加压防渗

对包扎后的针孔予以局部加压（3kg压力），压迫15分钟，防止软组织渗血或形成血肿。

钩活术9个步骤，按顺序进行，每一个步骤既是独立的又是承前启后的，9个步骤是钩活术安全有效的基础，也是钩活术临床操作的标准。

四、疗程

1. 钩活术一般疗程 单个关节部位（包括脊柱关节突关节和四肢小关节）每7天进行钩活术治疗1次，每次治疗不宜超过6个部位，单个关节为1个治疗部位。不同时治疗的关节部位间隔3天治疗1次，每个关节部位治疗3次为1个疗程，2个疗程之间间隔20天。不同关节部位可以同时进行钩治。不同部位用不同的一次性钩活术钩锃针，换一个操作部位则更换一次针具。脊柱类疾病（6个部位）和四肢关节疾病（6个部位）可同时治疗，脊柱类疾病和四肢关节疾病患者须住院治疗，复发的患者可再次住院进行钩活术治疗。

2. 钩活术再次钩治的标准（同一关节部位） 根据1994年中华人民共和国中医药行业标准《中医病证诊断疗效标准》综合判定进行疗效评估，治疗1次得到临床控制者无须进行第2次治疗，治疗2次得到临床控制者无须进行第3次治疗，以患者原有的症状消失超过75%为临床控制。

第1次钩活术治疗后住院观察（同时辅助其他治疗）：临床症状未见好转，等待第2次治疗；如好转≥75%，可暂不做第2次钩活术治疗，需院外观察20天复诊。如有反弹，可行第2次住院钩活术治疗。

第2次钩活术治疗后住院观察（同时辅助其他治疗）：如好转≥75%，可暂不做第3次钩活术治疗，需院外观察20天再予复诊。如有反弹，可行第3次住院钩活术治疗。如症状未见好转或加重，建议改用他法。

第3次钩活术治疗后住院观察（同时辅助其他治疗）：症状好转≥75%，可出院修复观察，需院外观察20天再予复诊。若未达到临床控制标准，可行下一疗程的住院钩活术治疗。

特殊疾病者，如脊髓型颈椎病、颈胸腰椎管狭窄症、胸髓变性、椎体滑脱等失去手术机会或不接受开放性手术的患者，经钩活术治疗 3 次后自觉症状好转 5%～10% 或未见加重，也可按照疗程出院进行观察（症状继续加重者则改用他法）。需院外观察 20 天再予复诊，再继续下一疗程的住院钩活术治疗。

3. 钩活骨减压术　钩活骨减压术与钩活术治疗可同时进行。

钩活骨减压术有独立的疗程：同一骨块部位，每 7 天进行钩活骨减压术治疗 1 次，不同骨块可同时治疗，每次治疗不宜超过 2 个骨块部位，1 块骨为 1 个部位；每一骨块选择相应的钩活骨减压腧穴，3 次为 1 个疗程，每个疗程之间间隔 20 天；治疗 1 次得到临床控制者无须进行第 2 次治疗，治疗 2 次得到临床控制者无须进行第 3 次治疗，以患者原有的症状消失 ≥ 75% 为临床控制。

疗效评估根据 1994 年中华人民共和国中医药行业标准《中医病证诊断疗效标准》进行综合判定。若有复发，可再次住院进行钩活骨减压术治疗。

4. 钩活外口软减术　钩活外口软减术与钩活骨减压术及钩活术治疗可同时进行，多个腰椎节段可同时进行钩活外口软减术。钩活外口软减术每 1 次为 1 个疗程，疗程之间间隔 20 天，根据症状缓解情况确定第 2 个疗程或第 3 个疗程。

第一章　住院病种

本章介绍需要住院行钩活术治疗的病种。

诊疗方案和临床路径包括 10 个病种：项痹病（颈椎病）、颈椎管狭窄症、脊椎陈旧性压缩性骨折、胸椎间盘突出症、胸椎管狭窄症、腰痛病（腰椎间盘突出症）、腰痹病（腰椎管狭窄症）、腰痛病（退变性腰椎滑脱）、膝痹病（膝关节骨性关节炎）、骨蚀病（股骨头缺血性坏死）。本诊疗方案和临床路径只针对钩活术而设定，供具有钩活术资质的中医、中西医结合、临床执业（助理）医师参考使用。

钩活术临床路径操作人员要求：获得有效期内中国民间中医医药研究开发协会钩活术专业委员会颁发的钩活术技术年度培训证书、钩活术钩锃针专利授权年度许可使用证书、钩活术感控指南知识年度培训证书。

钩活术临床路径治疗环境要求：符合治疗室的要求，最好是万级手术室的环境。操作人员按照《钩活术技术感控指南》的要求进行操作。

第一节　项痹病（颈椎病）诊疗方案和临床路径

项痹病（颈椎病）诊疗方案

一、诊断

（一）疾病诊断标准

1. 中医诊断标准

国家中医药管理局 . 中医病证诊断疗效标准（颈椎病）（ZY/T001.1-94）[S] . 南京：南京大学出版社，1994.

魏玉锁 . 中医特定医疗条件下的适宜微创技术钩活术技术诊疗方案（3 个优势病种）[M] . 北京：中医古籍出版社，2016.

（1）有慢性劳损或外伤史，或有颈椎先天性畸形，或颈椎退行性病变。

（2）多发于 40 岁以上中年人，长期低头工作者或习惯于长时间看电视、录像者，往往呈慢性发病。

（3）颈、肩、背疼痛，头痛头晕，颈部板硬，上肢麻木。

（4）颈部活动功能受限，患侧肩胛骨内上角常有压痛，可摸到条索状硬结，可有上肢肌力减弱和肌肉萎缩，或臂丛牵拉试验阳性，或压头试验阳性。

（5）X线摄片显示颈椎退行性变，X线片异常所见与临床表现在节段上一致。CT及MRI检查对定性定位诊断有意义。

2.西医诊断标准

中华医学会.临床诊疗指南·疼痛学分册［M］.北京：人民卫生出版社，2007.

陈廷明，刘怀清，闵苏.颈肩腰背痛非手术治疗［M］.北京：人民卫生出版社，2006.

魏玉锁.中华钩活术治疗颈胸椎退变性及软组织疾病［M］.北京：中医古籍出版社，2012.

（1）反复发作的颈背肩臂部疼痛合并根性上肢痛、麻木、感觉和运动功能障碍。

（2）颈部肌肉痉挛，颈肩部肌腱、韧带附着点发现深在的压痛区放射或不放射。

（3）反复发作的头痛、头晕、视力障碍，与头颈部活动姿势有关。

（4）出现患侧上肢的皮肤温度降低、发凉、水肿、汗腺分泌异常等血管营养障碍征象。

（5）缓慢进行性的双下肢无力、步态不稳、脚踩棉花感，胸部和（或）下肢束带感。

（6）臂丛神经牵拉试验、头顶叩击试验、引颈试验、旋转试验等阳性，腱反射改变，肌力、肌张力改变或肌肉萎缩，或出现霍夫曼征等病理征。

（7）影像学检查：X线片示颈椎退行性变，X线片异常所见与临床表现在节段上一致。CT及MRI检查可见椎间盘及椎管内的异常改变。

（8）排除其他病。

［（1）～（6）任何一项］＋（7）＋（8）＝颈椎病。

（二）疾病分期

魏玉锁.中华钩活术治疗颈胸椎退变性及软组织疾病［M］.北京：中医古籍出版社，2012.

1.急性期 颈肩臂痛，呈放射性，或头痛、头晕（交感神经功能障碍），或下肢无力，走路不稳，活动受限逐渐加重，甚至不能站立、行走不利，肌肉痉挛。专科检查大多阳性体征明显。舌淡或有瘀斑，苔薄黄，脉弦滑。

2.持续期 各种症状持续，专科检查大多出现阳性体征。舌淡或有瘀斑，脉弦滑。

3.缓解期 各种症状缓解，专科检查阳性体征有不同程度改善。舌淡，苔薄白，脉沉迟。

4.康复期 各种症状基本消失，但仍有不同程度的残留症状。专科检查阳性体征消失。舌淡，苔薄白，脉濡。

5. 反复期 各种原因或无明显诱因，原有症状反复。专科检查阳性体征再现或较之前加重。舌淡或有瘀斑，脉弦滑。

（三）证候诊断

国家中医药管理局. 中医病证诊断疗效标准（颈椎病）（ZY/T001.1–94）[S]. 南京：南京大学出版社，1994.

魏玉锁. 中华钩活术治疗颈胸椎退变性及软组织疾病 [M]. 北京：中医古籍出版社，2012.

1. 痹证 颈肩臂手肌肉疼痛酸楚、重着，部位固定，遇寒痛甚，得热痛缓，关节屈伸不利，肌肤麻木不仁，局部皮肤或有寒冷感。舌质淡，舌苔薄白，脉弦紧。

2. 痿证 四肢麻木、无力，关节不利，肌肉消瘦，功能障碍等，常随疼痛加重而软瘫，致肢体痿废不用。

3. 眩晕证 眩晕，视物昏花，甚则恶心、呕吐，或一过性昏蒙，甚至一过性失神。舌淡，脉浮滑。

4. 失眠证 失眠多梦，甚则彻夜不眠，急躁易怒，伴头晕头胀、口干而苦、不思饮食。苔黄腻，脉弦而数。

5. 风厥证 突然晕仆，不省人事，过时即醒，兼头晕、半身麻木，或手足重滞，时轻时重，或晕蒙失神，过时一如常人。舌淡红，苔薄黄，脉弦紧而弱。

6. 颈痛证 颈部疼痛，颈部僵硬，活动受限；或一侧或两侧局部肿胀压痛，或有结节，或肌肉痉挛。有外伤史或劳损史。舌淡，脉弦。

7. 脾胃证 有颈椎病史，胃脘疼痛，时作时止；或胃痛隐隐，绵绵不休，伴胃脘胀满、不欲饮食、恶心呕吐、情绪不稳、泄泻、四肢乏力。上述症状均在颈部劳累后加重。舌淡，苔薄黄，脉弦。

8. 头痛证 头痛而胀，头痛如裹，时作时止，头痛连及项背，常有拘急收紧感；或伴恶风畏寒、遇风尤剧、胸闷纳呆、心烦易怒、夜寐不宁等。苔薄白，脉浮紧。

9. 胸痹证 胸痛，时作时休，甚则胸痛彻背，伴有胸闷，可因暴怒、情绪激动、劳累而发作或加重。舌质紫暗，苔薄白，脉弦细涩。

二、治疗方案

王国强. 基层中医药适宜技术手册 [S]. 北京：国家中医药管理局，2010.

王国强. 中医医疗技术手册 [S]. 北京：国家中医药管理局，2013.

魏玉锁. 中华钩活术治疗颈胸椎退变性及软组织疾病 [M]. 北京：中医古籍出版社，2012.

通过相关的各种检查，结果符合颈椎病的诊断，排除禁忌证且未发现由其他疾病引起的相关症状，综合辨证分析后确定所选穴位点。

诊疗方案和临床路径

（一）钩活术技术

1. 钩活术

主穴：根据影像学检查和项痹病（颈椎病）的特点选择新夹脊穴穴位组合（见附录 3 选穴公式）。

配穴：循经取穴、神经走行路线取穴、运动医学应力方向取穴。

操作：操作步骤详见总则。

2. 钩活骨减压术

根据具体症状辨证取穴（附录 2），操作步骤详见总则。

（二）其他疗法

针灸、理疗、手法、牵引等。

（三）围钩活术用药

常规应用脱水、抗凝、营养神经、活血化瘀（辨证论治的中药或中成药）、抗炎止痛、对症治疗药物。

（四）护理

1. 急性期的护理

（1）告知患者急性期应以卧床休息为主，体位不限，以最为舒适的姿势为佳。

（2）术后枕保健枕，每天仰卧位 15 分钟（但对胸腰椎退变驼背明显或强直性脊柱炎患者不能仰卧者不要求仰卧位，而应把保健枕的下方垫起来，以适应其病理现象为佳），之后可随意。仰卧位时颈部一定要枕在保健枕较软的"舌头"部位，以恢复颈椎生理曲度，使颈椎和枕骨产生生理性的协调，既保健又治病。

（3）注意适当活动颈部，不长时间保持一个姿势，不躺着看书、看电视。

（4）向患者讲解治疗注意事项，以配合医生做好治疗。

（5）注意保暖，防止受凉。

（6）有糖尿病、冠状动脉粥样硬化性心脏病（以下简称冠心病）、高血压病史者及老年患者，在钩活术治疗期间个体化常规用药。

（7）做好心理护理，介绍相关知识，讲解情绪对疾病的影响，使患者保持愉快的心情，建立战胜疾病的信心。

2. 缓解期及康复期的护理

（1）术后 4 天去除敷料，局部保持干燥。

（2）指导患者适当做颈保健操，其幅度要因人而异。

（3）合理膳食，注意休息，避免过度劳累。

（4）保健枕至少用 1～2 年。

（5）建立良好的生活方式，生活有规律，多卧床休息，注意保暖。

（6）患者应树立战胜疾病的决心。颈椎病病程长、恢复慢，患者应保持愉快的心情，用积极乐观的人生态度对待疾病。

三、疗效评价

（一）评价标准

1. 神经根受累者采用疼痛视觉模拟评分法（visual analogue scale，VAS）进行疗效评价，使用 VAS 加权计算法计算评分，疼痛减轻的百分数 =（A–B）/A×100%。

A= 治疗前 VAS 评分；B= 治疗后 VAS 评分

（1）临床治愈：VAS 加权值 ≥ 75%。

（2）显效：50% ≤ VAS 加权值 < 75%。

（3）有效：25% ≤ VAS 加权值 < 50%。

（4）无效：VAS 加权值 < 25%。

2. 椎 – 基底动脉供血不足及相关交感神经症状参照疼痛视觉模拟评分法（VAS）进行疗效评价。

3. 脊髓受累者，参照颈椎 JOA 评分系统进行疗效评价，治疗改善率 =［（治疗后评分 – 治疗前评分）÷（满分 17– 治疗前评分）］×100%。

临床控制：改善率 ≥ 75%，颈肩臂痛、上肢麻木、椎 – 基底动脉供血不足及相关交感神经症状消失，神经根张力试验阴性，上肢肌力 Ⅴ 级，恢复日常工作，改善率 ≥ 75%。

显效：颈肩臂痛、上肢麻木、椎 – 基底动脉供血不足及相关交感神经症状基本消失，神经根张力试验阴性，上肢肌力由 Ⅱ 级增至 Ⅳ 级，基本恢复日常工作。50% ≤ 改善率 < 75%。

有效：颈肩臂痛、上肢麻木、椎 – 基底动脉供血不足及相关交感神经症状减轻，神经根张力试验可疑阳性，上肢肌力由 Ⅱ 级增至 Ⅲ 级，恢复部分工作，但停药后有复发。25% ≤ 改善率 < 50%。

无效：颈肩臂痛、上肢麻木、椎 – 基底动脉供血不足及相关交感神经症状无改善，神经根张力试验阳性，上肢肌力改善，改善率 < 25%。

（二）评价方法

1. 采用疼痛视觉模拟评分法（VAS） VAS 调查采用一条长约 10cm 的游动标尺，一面标有 10 个刻度，两端分别是 "0 分" 端和 "10 分" 端，"0 分" 表示无痛，"10 分" 代表难以忍受的最剧烈程度的相应位置。医生根据患者标出的位置为其评出分数，临床评定以 "0～2 分" 为 "优"，"3～5 分" 为 "良"，"6～8 分" 为 "可"，大于 "8 分" 为 "差"。临床治疗前后使用同样的方法即可较为客观地作出评分，并对疼痛治疗的效果进行较为客观的评价，见表 1–1–1。

表 1-1-1　VAS 法评价疼痛程度

标尺长度（cm）	分值（分）	疼痛程度	疼痛表现
0	0	无	无任何疼痛感觉
1～3	1	轻度	不影响工作、生活
4～6	2	中度	影响工作，不影响生活
7～9	3	重度	影响工作及生活
10	4	极重度	疼痛剧烈，无法忍受

0cm	1cm	2cm	3cm	4cm	5cm	6cm	7cm	8cm	9cm	10cm

　　注：患者根据自己的痛觉来判定并标记在数字的下方，最后由医生根据患者在标尺上的标注进行评分。如患者标注在 4～6cm，则"疼痛程度"为中度，记 2 分。

2. 颈椎 JOA 评分系统（表 1-1-2）

表 1-1-2　颈椎 JOA 评分系统

	评分项目	评　分	结果
	上肢运动功能		
1	正常	4	
2	能持筷及从事一般家务劳动，但手笨拙	3	
3	虽手不灵活，但能持筷	2	
4	能持勺，但不能持筷	1	
5	自己不能持筷、持勺进餐	0	
	下肢运动功能		
1	正常	4	
2	平地或上楼行走不用支持物，但下肢不灵活	3	
3	在平地行走可不用支持物，但上楼时需用	2	
4	即使在平地行走也需用支持物	1	
5	不能行走	0	
	上肢感觉		
1	正常	2	
2	有轻度感觉障碍或麻木	1	
3	有明显感觉障碍	0	
	下肢感觉		
1	正常	2	
2	有轻度感觉障碍或麻木	1	

续表

	评分项目	评分	结果
3	有明显感觉障碍	0	
	躯干感觉		
1	正常	2	
2	有轻度感觉障碍或麻木	1	
3	有明显感觉障碍	0	
	膀胱功能		
1	正常	3	
2	轻度排尿困难，尿频，尿踌躇	2	
3	高度排尿困难，尿费力，尿失禁或淋沥	1	
4	尿潴留	0	
总 分			

四、随访

出院后 15 天、3 个月、1 年随访，随访时疗效评价同上。

项痹病（颈椎病）临床路径

路径说明：本路径适用于中医诊断为项痹病、西医诊断为颈椎病的住院患者。

一、颈椎病临床路径标准住院流程

（一）适用对象

中医诊断：第一诊断为项痹病（TCD 编码：BNV261）。
西医诊断：颈椎病（ICD–10 编码：M47.822）。

（二）诊断依据

1. 疾病诊断

（1）中医诊断标准

国家中医药管理局 . 中医病证诊断疗效标准（颈椎病）（ZY/T001.1–94）［S］. 南京：南京大学出版社，1994.

魏玉锁 . 中医特定医疗条件下的适宜微创技术钩活术技术诊疗方案（3 个优势病种）［M］. 北京：中医古籍出版社，2016.

（2）西医诊断标准

中华医学会.临床诊疗指南·疼痛学分册［M］.北京：人民卫生出版社，2007.

陈廷明，刘怀清，闵苏.颈肩腰背痛非手术治疗［M］.北京：人民卫生出版社，2006.

魏玉锁.中华钩活术治疗颈胸椎退变性及软组织疾病［M］.北京：中医古籍出版社，2012.

2. 疾病分期

参照魏玉锁著.中华钩活术治疗颈胸椎退变性及软组织疾病［M］.北京：中医古籍出版社，2012.05.

（1）急性期。

（2）持续期。

（3）缓解期。

（4）康复期。

（5）反复期。

3. 证候诊断

国家中医药管理局.中医病证诊断疗效标准（颈椎病）（ZY/T001.1-94）［S］.南京：南京大学出版社，1994.

魏玉锁.中医特定医疗条件下的适宜微创技术钩活术技术诊疗方案（3个优势病种）［M］.北京：中医古籍出版社，2016.

魏玉锁.中华钩活术治疗颈胸椎退变性及软组织疾病［M］.北京：中医古籍出版社，2012.

颈椎病临床常见证型：

（1）痹证。

（2）痿证。

（3）眩晕证。

（4）失眠证。

（5）风厥证。

（6）颈痛证。

（7）脾胃证。

（8）头痛证。

（9）胸痹证。

（三）治疗方案的选择

王国强.基层中医药适宜技术手册［S］.北京：国家中医药管理局，2010.

王国强.中医医疗技术手册［S］.北京：国家中医药管理局，2013.

魏玉锁.中华钩活术治疗颈胸椎退变性及软组织疾病［M］.北京：中医古籍出版

社，2012.

1. 诊断明确，第一诊断为颈椎病。

2. 患者适合并接受钩活术治疗。

（四）标准住院治疗时间

5 天≤住院时间≤20 天（7～14 天 1 次，2～3 次为 1 个疗程）。

（五）进入路径标准

1. 第一诊断必须符合项痹病（TCD 编码：BNV261）、颈椎病（ICD-10 编码：M47.822）。

2. 进入本路径的最佳时点是项痹病（颈椎病）的急性期和持续期。

3. 进入本路径的最佳位点是根据症状和影像学检查综合判断对应的位点（椎体）。

4. 入院当天进行钩活术治疗进入本路径。

5. 患者同时并发其他疾病，但在治疗期间无须特殊处理，也不影响第一诊断的临床路径流程实施的情况下，可以进入本路径。本路径实施过程中，根据患者病情变化，在不影响或有利于第一诊断的临床路径流程进一步实施的情况下，施钩活术酌情钩治其他部位，时间掌握在第一诊断疾病两次钩活术之间。

6. 有以下情况者不能进入本路径：

（1）有明确手术指征者。

（2）合并发育性椎管狭窄者［椎管比值（椎管矢状径/椎体矢状径）＜0.75］。

（3）体质较弱者，或者孕妇等。

（4）患有严重心脏病、高血压、肝肾疾病等病情未控制者。

（5）钩治部位体表皮肤破损、溃烂或有皮肤病患者。

（6）有出血倾向的血液病患者。

（7）口服华法林时 INR 值＞2.5 或＜1.5。

（六）中医证候学观察

四诊合参，收集该病种不同证候的主症、次症、舌、脉特点，注意证候动态变化。

（七）入院检查项目

1. 必需的检查项目

（1）颈椎四位片（张口位）。

（2）血、尿常规。

（3）传染病四项。

（4）凝血四项。

（5）血糖。

（6）肝、肾功能。

（7）心电图。

2. 可选择的检查项目 根据病情需要而定，如肌电图、颈椎电子计算机断层扫描（CT）或磁共振成像（MRI）、抗链球菌溶血素"O"、类风湿因子、C- 反应蛋白等。

（八）治疗方法

1. 钩活术技术

（1）痹证：辨证使用钩活术和（或）钩活骨减压术，操作步骤详见诊疗方案。

（2）痿证：辨证使用钩活术，操作步骤详见诊疗方案。

（3）眩晕证：辨证使用钩活术和（或）钩活骨减压术，操作步骤详见诊疗方案。

（4）失眠证：辨证使用钩活术，操作步骤详见诊疗方案。

（5）风厥证：辨证使用钩活术，操作步骤详见诊疗方案。

（6）颈痛证：辨证使用钩活术和（或）钩活骨减压术，操作步骤详见诊疗方案。

（7）脾胃证：辨证使用钩活术，操作步骤详见诊疗方案。

（8）头痛证：辨证使用钩活术和（或）钩活骨减压术，操作步骤详见诊疗方案。

（9）胸痹证：辨证使用钩活术，操作步骤详见诊疗方案。

2. 其他疗法 针灸、理疗、手法、牵引等。

3. 围钩活术用药 见附录4。

4. 护理 辨证施护。

（九）出院标准

1. 第一次钩活术治疗后，住院观察第5～7天时进行疗效评价，原有症状基本消失，颈、肢体功能明显好转或恢复正常，上肢肌力正常，参照颈椎JOA评分 ≥ 75%，能日常生活和工作。

2. 第二次钩活术治疗后，住院观察第1～2天时进行疗效评价，原有症状明显好转，颈、肢体功能明显好转，上肢肌力好转，参照颈椎JOA评分 ≥ 75%，不影响日常生活和工作。

3. 第三次钩活术治疗后，住院观察第2～3天时进行疗效评价，参照颈椎JOA评分，原有症状好转5%～10%或未见加重，准予出院。

4. 无须住院治疗的并发症。

（十）有无变异及原因分析

1. 病情加重，需要延长住院时间，增加住院费用，退出本路径。

2. 合并有其他系统疾病者，住院期间病情加重，需要特殊处理，导致住院时间延长、费用增加，退出本路径。

3. 治疗过程中发生了病情变化，出现严重并发症，退出本路径。

4.因患者及其家属意愿而影响本路径的执行，退出本路径。

二、颈椎病临床路径住院表单

颈椎病临床路径住院表单见表1-1-3。

表1-1-3 颈椎病临床路径住院表单

适用对象：颈椎病（ICD-10编码：M47.822）

患者姓名：_____ 性别：_____ 年龄：____   住院号：_____

住院日期：____年____月____日   出院日期：____年____月____日

标准住院日：5天≤住院时间≤20天   实际住院日：_____天

时间	____年____月____日 （第1天）	____年____月____日 （第2天）	____年____月____日 （第3~4天）
主要诊疗工作	□询问病史、体格检查 □下医嘱，开出各项检查单 □完成入院记录，初步诊断 □初步拟定诊疗方案（住院） □实施各项实验室检查和影像学检查 □密切观察基础疾病，必要时请专科会诊	□完成上级医师查房，进一步明确诊断，指导治疗 □向家属交代病情和治疗注意事项，注意病情反弹	□上级医师查房，明确诊断 □根据患者病情变化及时调整治疗方案（住院）
重点医嘱	长期医嘱： □专科护理常规 □分级护理（Ⅱ级） □饮食调摄 □卧床休息 □疾病分期 □辨证分型 □常规输液 □中药汤剂辨证口服 □其他治疗方法 临时医嘱： □血、尿常规 □传染病四项 □凝血四项 □生化检查 □颈椎X线片、CT/MRI □心电图 □第一次钩活术治疗 □四肢关节的钩活术治疗 □第一次钩活骨减压术 □对症治疗	长期医嘱： □专科护理常规 □分级护理（Ⅱ级） □饮食调摄 □卧床休息 □辨证分型 □中药汤剂辨证口服 □常规输液 □针灸 □其他治疗方法 临时医嘱： □必要时相关科室会诊 □对症治疗	长期医嘱： □专科护理常规 □分级护理（Ⅱ级） □饮食调摄 □卧床休息 □中药汤剂辨证口服 □常规输液 □针灸 □其他治疗方法 临时医嘱： □必要时复查异常项目 □必要时相关科室会诊 □对症治疗
护理工作	□入院介绍 □入院健康教育、饮食指导 □介绍检查前注意事项 □执行诊疗护理措施	□按医嘱完成护理操作、日常治疗 □完成常规生命体征监测 □指导功能锻炼	□按医嘱执行护理措施 □饮食指导 □安抚疏导、健康教育 □指导功能锻炼

续表

时间	___年___月___日（第1天）	___年___月___日（第2天）	___年___月___日（第3~4天）
病情变异记录	□无　□有，原因： 1. 2.	□无　□有，原因： 1. 2.	□无　□有，原因： 1. 2.
责任护士签名			
医师签名			

时间	___年___月___日（第5~7天出院日）	___年___月___日（第5~7天）	___年___月___日（第8天）
主要诊疗工作	□疗效评估 □交代出院注意事项、复查日期、复发后及时复诊（为可复发疾病） □完成出院记录，通知出院 □制订康复计划，指导患者出院后功能锻炼 □开具出院诊断书	□根据患者病情变化及时调整治疗方案（住院） □上级医师查房作出进一步的诊疗评估 □强调运动疗法及康复疗法的应用	□根据患者病情变化及时调整治疗方案（住院） □上级医师查房作出进一步的诊疗评估，确定是否行第二次钩活术治疗 □强调运动疗法及康复疗法的应用
重点医嘱	□停止所有长期医嘱 临时医嘱： □开具出院医嘱 □出院带药	长期医嘱： □专科护理常规 □分级护理（Ⅱ级） □饮食调摄 □卧床休息 □中药汤剂辨证口服 □常规输液 □针灸 □其他治疗方法 临时医嘱： □其他部位的钩活术治疗 □必要时复查异常项目 □必要时相关科室会诊 □对症治疗	长期医嘱： □专科护理常规 □分级护理（Ⅱ级） □饮食调摄 □卧床休息 □中药汤剂辨证口服 □常规输液 □针灸 □其他治疗方法 临时医嘱： □第二次钩活术治疗 □四肢关节的钩活术治疗 □第二次钩活骨减压术 □必要时复查异常项目 □对症治疗
护理工作	□协助办理出院手续 □送患者出院 □交代出院后注意事项 □指导功能锻炼	□按照医嘱执行诊疗护理措施 □饮食指导 □安抚疏导、健康教育 □指导功能锻炼	□按照医嘱执行诊疗护理措施 □饮食指导 □安抚疏导、健康教育 □指导功能锻炼
病情变异记录	□无　□有，原因： 1. 2.	□无　□有，原因： 1. 2.	□无　□有，原因： 1. 2.

时间	___ 年 ___ 月 ___ 日 （第 5 ~ 7 天出院日）	___ 年 ___ 月 ___ 日 （第 5 ~ 7 天）	___ 年 ___ 月 ___ 日 （第 8 天）
责任护士签名			
医师签名			

时间	___ 年 ___ 月 ___ 日 （第 9 ~ 11 天出院日）	___ 年 ___ 月 ___ 日 （第 9 ~ 11 天）	___ 年 ___ 月 ___ 日 （第 12 ~ 14 天）
主要诊疗工作	□疗效评估 □交代出院注意事项、复查日期、复发后及时复诊（为可复发疾病） □完成出院记录，通知出院 □制订康复计划，指导患者出院后功能锻炼 □开具出院诊断书	□根据患者病情变化及时调整治疗方案（住院） □上级医师查房，作出进一步的诊疗评估 □强调运动疗法及康复疗法的应用	□根据患者病情变化及时调整治疗方案（住院） □上级医师查房作出进一步的诊疗评估 □强调运动疗法及康复疗法的应用
重点医嘱	□停止所有长期医嘱 临时医嘱： □开具出院医嘱 □出院带药	长期医嘱： □专科护理常规 □分级护理（Ⅱ级） □饮食调摄 □卧床休息 □中药汤剂辨证口服 □常规输液 □针灸 □其他治疗方法 临时医嘱： □其他部位的钩活术治疗 □必要时复查异常项目 □必要时相关科室会诊 □对症治疗	长期医嘱： □专科护理常规 □分级护理（Ⅱ级） □饮食调摄 □卧床休息 □中药汤剂辨证口服 □常规输液 □针灸 □其他治疗方法 临时医嘱： □必要时复查异常项目 □必要时相关科室会诊 □对症治疗
护理工作	□协助办理出院手续 □送患者出院 □交代出院后注意事项 □指导功能锻炼	□按照医嘱执行诊疗护理措施 □饮食指导 □安抚疏导、健康教育 □指导功能锻炼	□按照医嘱执行诊疗护理措施 □饮食指导 □安抚疏导、健康教育 □指导功能锻炼
病情变异记录	□无 □有，原因： 1. 2.	□无 □有，原因： 1. 2.	□无 □有，原因： 1. 2.
责任护士签名			

续表

时间	___年___月___日 （第9～11天出院日）	___年___月___日 （第9～11天）	___年___月___日 （第12～14天）
医师 签名			

时间	___年___月___日 （第15～16天）	___年___月___日 （第17～20天 出院日）	
主要诊疗工作	□根据患者病情变化及时调整治疗方案（住院） □上级医师查房，作出进一步的诊疗评估，确定是否行第三次钩活术治疗 □强调运动疗法及康复疗法的应用	□疗效评估 □交代出院注意事项、复查日期、复发后及时复诊（为可复发疾病） □完成出院记录，通知出院 □制订康复计划，指导患者出院后功能锻炼 □开具出院诊断书	
重点医嘱	长期医嘱： □专科护理常规 □分级护理（Ⅱ级） □饮食调摄 □卧床休息 □中药汤剂辨证口服 □常规输液 □针灸 □其他治疗方法 临时医嘱： □第三次钩活术治疗 □四肢关节的钩活术治疗 □对症治疗 □必要时复查异常项目	□停止所有长期医嘱 临时医嘱： □开具出院医嘱 □出院带药	
护理工作	□按照医嘱执行诊疗护理措施 □饮食指导 □安抚疏导、健康教育 □指导功能锻炼	□协助办理出院手续 □送患者出院 □交代出院后注意事项 □指导功能锻炼	
病情变异记录	□无 □有，原因： 1. 2.	□无 □有，原因： 1. 2.	
责任护士签名			
医师签名			

第二节　颈椎管狭窄症诊疗方案和临床路径

颈椎管狭窄症诊疗方案

一、诊断

（一）疾病诊断

西医诊断标准：

中华医学会.临床诊疗指南·骨科分册［M］.北京：人民卫生出版社，2009.

陈廷明，刘怀清，闵苏.颈肩腰背痛非手术治疗［M］.北京：人民卫生出版社，2006.

魏玉锁.中华钩活术治疗脊柱骨关节病及脊椎管狭窄症［M］.北京：中医古籍出版社，2013.

1.四肢麻木，无力，步态不稳，足底踩棉感，胸腹部束带感。

2.早期以感觉障碍或运动障碍为主，晚期则为不同程度的不完全痉挛性瘫痪。

3.有外伤诱因，则起病急，发病时伴有截瘫等症状。

4.无外伤诱因，则一般发病缓慢，逐渐出现明显的脊髓受压症状，甚至四肢瘫痪。

5.四肢腱反射亢进，可有病理反射、肌张力增高、肌无力、括约肌功能障碍等。

6.影像学检查　CT及MRI检查可为诊断提供帮助。

7.排除其他疾病。

（二）疾病分期

魏玉锁.中华钩活术治疗脊柱骨关节病及脊椎管狭窄症［M］.北京：中医古籍出版社，2013.

1.急性期　四肢麻木、无力，冷凉或灼痛，走路不稳，足底踩棉感，胸腹部束带感，四肢腱反射改变，肌力、肌张力改变，或病理征阳性。舌淡或有瘀斑，苔薄黄，脉弦紧。

2.持续期　各种症状持续，专科检查大多出现阳性体征。舌淡或有瘀斑，苔薄黄，脉弦滑。

3.缓解期　各种症状缓解，专科检查阳性体征不同程度改善，舌淡，苔薄白，脉缓。

4.康复期　各种症状基本消失，但仍有不同程度的残留症状。专科检查阳性体征消失。舌淡红，苔薄白，脉迟。

5.反复期　各种原因或无明显诱因，原有症状反复。专科检查阳性体征再现或较之前加重。舌淡或有瘀斑，苔薄黄，脉弦紧。

（三）疾病分度

魏玉锁.中华钩活术治疗脊柱骨关节病及脊椎管狭窄症［M］.北京：中医古籍出版社，2013.

轻度：12mm ≤颈椎 3 ～ 7 前后径＜ 13mm，多出现轻度的脊髓损害。

中度：10mm ≤颈椎 3 ～ 7 前后径＜ 12mm，为相对椎管狭窄，可出现不同程度的脊髓损害。

重度：8mm ≤颈椎 3 ～ 7 前后径＜ 10mm，为绝对椎管狭窄，出现脊髓损害。

（四）证候诊断

国家中医药管理局.中医病证诊断疗效标准（颈椎病）（ZY/T001.1-94）［S］.南京：南京大学出版社，1994.

魏玉锁.中华钩活术治疗脊柱骨关节病及脊椎管狭窄症［M］.北京：中医古籍出版社，2013.

1. 痹证 上肢或四肢酸痛、麻木、无力、冷凉，走路不稳，足底踩棉感，或二便障碍，遇冷加重，遇热减轻，与天气变化有关。舌质淡，苔白滑。

2. 痿证 缓慢出现上肢或四肢肌肉萎缩、功能障碍，走路不稳，打软腿，双足踩棉感，甚则瘫痪。舌淡，苔白，脉虚弱。

3. 中风证 上肢或四肢麻木不仁，筋脉拘挛，不自主抽动。舌淡或舌紫暗，苔白，脉虚弦。

4. 外伤瘀血证 突发性或慢性且逐渐加重的上肢或四肢刺痛，痛处固定，甚则麻木、冷凉，双足踩棉感，或瘫痪，或二便障碍。舌紫暗，苔腻，脉涩。

5. 劳损淤滞证 上肢或四肢酸困、憋胀疼痛，甚至麻木、无力，双足踩棉感，活动或劳动后加重，休息后减轻，重则肌肉萎缩，或二便障碍，或瘫痪。舌淡，脉虚弱。

6. 肝肾双亏证 上肢或四肢麻木、无力、隐痛，其痛绵绵，时断时续，走路不稳，打软腿，双足踩棉感，重则二便障碍，或肌肉萎缩，或瘫痪。舌淡，苔白，脉虚弱。

二、治疗方案

王国强.基层中医药适宜技术手册［S］.北京：国家中医药管理局，2010.

王国强.中医医疗技术手册［S］.北京：国家中医药管理局，2013.

魏玉锁.中华钩活术治疗脊柱骨关节病及脊椎管狭窄症［M］.北京：中医古籍出版社，2013.

（一）钩活术技术

通过相关的各种检查，结果符合颈椎管狭窄症的诊断，排除禁忌证且未发现由其他疾病引起的相关症状，综合辨证分析后确定所选穴位点。

1. 钩活术

主穴：根据影像学检查和颈椎管狭窄症的特点，选择相应新夹脊穴穴位组合（见附录3选穴公式）。

配穴：循经取穴、神经走行路线取穴、运动医学应力方向取穴。

操作：操作步骤详见总则。

2. 钩活骨减压术 根据具体症状辨证取穴（附录2），操作步骤详见总则。

（二）其他疗法

针灸、理疗等。

（三）围钩活术用药

常规脱水、抗凝、营养神经、活血化瘀（辨证论治的中药或中成药）、抗炎止痛、对症治疗药物。

（四）护理

1. 急性期的护理

（1）患者急性期以卧床休息为主，体位不限，以最舒适的姿势为佳。

（2）术后枕保健枕，每天仰卧位15分钟（但对胸腰椎退变驼背明显或强直性脊柱炎患者不能仰卧者不要求仰卧位，而应把保健枕的下方垫起来，适应其病理现象为佳），之后可随意。仰卧位时颈部一定要枕在保健枕较软的"舌头"部位，使其恢复颈椎生理曲度，使颈椎和枕骨产生生理性协调，既保健又治病。

（3）注意适当活动颈部，不长时间保持一个姿势，不躺着看书、看电视。

（4）注意保暖，防止受凉。

（5）向患者讲解治疗注意事项，以配合医生做好各种治疗。

（6）糖尿病、冠心病、高血压病史者及老年患者，在钩活术治疗期间个体化常规用药。

（7）做好心理护理，介绍相关知识，讲解情绪对疾病的影响，使患者保持愉快的心情，建立战胜疾病的信心。

2. 缓解期及康复期的护理

（1）术后4天去除敷料，局部保持干燥。

（2）指导患者适当做颈保健操，其幅度因人而异。

（3）合理膳食，注意休息，避免过度劳累。

（4）保健枕至少用1～2年。

（5）建立良好的生活方式，生活规律，多卧床休息，注意保暖。

（6）患者应树立战胜疾病的决心。颈椎管狭窄症病程长，恢复慢，患者应保持愉快的心情，用积极乐观的态度对待疾病。

三、疗效评价

（一）评价标准

参照颈椎 JOA 评分系统进行疗效评价，治疗改善率 =［（治疗后评分 – 治疗前评分）÷（满分 17– 治疗前评分）］×100%。

临床控制：四肢或下肢麻木、无力、感觉异常等症状明显好转，四肢或下肢肌力明显好转，基本恢复日常工作。改善率 ≥ 75%。

显效：四肢或下肢麻木、无力、感觉异常等症状好转，四肢或下肢肌力好转，恢复部分日常工作。50% ≤改善率 < 75%。

有效：四肢或下肢麻木、无力、感觉异常等症状稍好转，四肢或下肢肌力稍好转，恢复部分工作。25% ≤改善率 < 50%。

无效：四肢或下肢麻木、无力、感觉异常等症状无改变，四肢或下肢肌力无改变或者加重。改善率 < 25%。

（二）评价方法

评价方法见表 1-2-1。

表 1-2-1　评价方法

评分项目		评分	结果
上肢运动功能			
1	正常	4	
2	能持筷及从事一般家务劳动，但手笨拙	3	
3	虽手不灵活，但能持筷	2	
4	能持勺，但不能持筷	1	
5	自己不能持筷、持勺进餐	0	
下肢运动功能			
1	正常	4	
2	平地或上楼行走不用支持物，但下肢不灵活	3	
3	在平地行走可不用支持物，但上楼时需用	2	
4	即使在平地行走也需用支持物	1	
5	不能行走	0	
上肢感觉			
1	正常	2	
2	有轻度感觉障碍或麻木	1	
3	有明显感觉障碍	0	

续表

评分项目		评 分	结果
下肢感觉			
1	正常	2	
2	有轻度感觉障碍或麻木	1	
3	有明显感觉障碍	0	
躯干感觉			
1	正常	2	
2	有轻度感觉障碍或麻木	1	
3	有明显感觉障碍	0	
膀胱功能			
1	正常	3	
2	轻度排尿困难,尿频,尿蹰躇	2	
3	高度排尿困难,尿费力,尿失禁或淋沥	1	
4	尿潴留	0	
总 分			

四、随访

随访时间:出院后 15 天、3 个月、1 年随访,随访时疗效评价同上。

颈椎管狭窄症临床路径

路径说明:西医诊断为颈椎管狭窄症的住院患者。

一、颈椎管狭窄症临床路径标准住院流程

(一)适用对象

西医诊断:颈椎管狭窄症(ICD-10 编码:M48.002)。

(二)诊断依据

1. 疾病诊断

西医诊断标准:

中华医学会.临床诊疗指南·疼痛学分册[M].北京:人民卫生出版社,2007.

陈廷明,刘怀清,闵苏.颈肩腰背痛非手术治疗[M].北京:人民卫生出版社,2006.

魏玉锁.中华钩活术治疗颈胸椎退变性及软组织疾病[M].北京:中医古籍出版

社，2012.

2. 疾病分期

魏玉锁.中华钩活术治疗颈胸椎退变性及软组织疾病［M］.北京：中医古籍出版社，2012.

（1）急性期。

（2）持续期。

（3）缓解期。

（4）康复期。

（5）反复期。

3. 证候诊断

国家中医药管理局.中医病证诊断疗效标准（颈椎病）（ZY/T001.1-94）［S］.南京：南京大学出版社，1994.

魏玉锁.中华钩活术治疗颈胸椎退变性及软组织疾病［M］.北京：中医古籍出版社，2012.

颈椎管狭窄症临床常见证型：

（1）痹证。

（2）痿证。

（3）中风证。

（4）外伤瘀血证。

（5）劳损瘀滞证。

（6）肝肾双亏证。

（三）治疗方案的选择

王国强.基层中医药适宜技术手册［S］.北京：国家中医药管理局，2010.

王国强.中医医疗技术手册［S］.北京：国家中医药管理局，2013.

魏玉锁.中华钩活术治疗颈胸椎退变性及软组织疾病［M］.北京：中医古籍出版社，2012.

1.诊断明确，第一诊断为颈椎管狭窄症。

2.入院当天进行钩活术治疗，进入本路径。

3.患者适合并接受钩活术治疗。

（四）标准住院治疗时间

5天≤住院时间≤20天（7～14天1次，2～3次为1个疗程）。

（五）进入路径标准

1.第一诊断必须符合颈椎管狭窄症（ICD-10编码：M48.002）。

2. 进入本路径的最佳时点是颈椎管狭窄症的发作期和持续期。

3. 进入本路径的最佳位点是根据症状和影像学检查综合判断对应的位点（椎体）。

4. 入院当天进行钩活术治疗，进入本路径。

5. 患者同时并发其他疾病，但在治疗期间无须特殊处理，也不影响第一诊断的临床路径的情况下，可以进入本路径。本路径实施过程中，根据患者病情变化，在不影响或有利于第一诊断的临床路径流程进一步实施的情况下，施钩活术酌情钩治其他部位，时间掌握在第一诊断疾病两次钩活术之间。

6. 有以下情况者不能进入本路径：

（1）有明确手术指征者。

（2）合并发育性椎管狭窄者［椎管比值（椎管矢状径 / 椎体矢状径）＜ 0.75］。

（3）体质较弱者，或者孕妇等。

（4）患有严重心脏病、高血压、肝肾疾病等病情未控制者。

（5）钩治部位体表皮肤破损、溃烂或皮肤病患者。

（6）有出血倾向的血液病患者。

（7）口服华法林时 INR 值＞ 2.5 或＜ 1.5。

（六）中医证候学观察

四诊合参，收集该病种不同证候的主症、次症、舌、脉特点，注意证候动态变化。

（七）入院检查项目

1. 必需的检查项目

（1）颈椎四位片（张口位）。

（2）CT 或 MRI。

（3）血、尿常规。

（4）传染病四项。

（5）凝血四项。

（6）血糖。

（7）肝、肾功能。

（8）心电图。

2. 可选择的检查项目　根据病情需要而定，如肌电图、抗链球菌溶血素"O"、类风湿因子、C- 反应蛋白等。

（八）治疗方法

1. 钩活术技术

（1）痹证：辨证使用钩活术，操作步骤详见诊疗方案。

（2）痿证：辨证使用钩活术，操作步骤详见诊疗方案。

（3）中风证：辨证使用钩活术，操作步骤详见诊疗方案。

（4）外伤瘀血证：辨证使用钩活术和（或）钩活骨减压术，操作步骤详见诊疗方案。

（5）劳损瘀滞证：辨证使用钩活术和（或）钩活骨减压术，操作步骤详见诊疗方案。

（6）肝肾双亏证：辨证使用钩活术，操作步骤详见诊疗方案。

2.其他疗法　针灸、理疗等。

3.围钩活术用药　附录4。

4.护理　辨证施护。

（九）出院标准

1.第一次钩活术治疗后，住院观察第5～7天时进行疗效评价，原有症状基本消失，颈、肢体功能明显好转或恢复正常，四肢或下肢肌力正常，参照颈椎JOA评分≥75%，能日常生活和工作。

2.第二次钩活术治疗后，住院观察第1～2天时进行疗效评价，原有症状明显好转，颈、肢体功能明显好转，四肢或下肢肌力好转，参照颈椎JOA评分≥75%，不影响日常生活和工作。

3.第三次钩活术治疗后，住院观察第2～3天时进行疗效评价，参照颈椎JOA评分，原有症状好转5%～10%或未见加重，准予出院。

4.无须住院治疗的并发症。

（十）有无变异及原因分析

1.病情加重，需要延长住院时间，导致增加住院费用，退出本路径。

2.合并有其他系统疾病者，住院期间病情加重，需要特殊处理，导致住院时间延长、费用增加，退出本路径。

3.治疗过程中发生了病情变化，出现严重并发症，退出本路径。

4.因患者及其家属意愿而影响本路径的执行，退出本路径。

二、颈椎管狭窄症临床路径住院表单

颈椎管狭窄症临床路径住院表单见表1-2-2。

表 1-2-2 颈椎管狭窄症临床路径住院表单

适用对象：颈椎管狭窄症（ICD-10 编码：M48.002）

患者姓名：_____ 性别：_____ 年龄：____ 住院号：_____

住院日期：____ 年 ____ 月 ____ 日 出院日期：____ 年 ____ 月 ____ 日

标准住院日：5 天 ≤ 住院时间 ≤ 20 天 实际住院日：_____ 天

时间	___ 年 ___ 月 ___ 日 （第 1 天）	___ 年 ___ 月 ___ 日 （第 2 天）	___ 年 ___ 月 ___ 日 （第 3 ~ 4 天）
主要诊疗工作	□询问病史、体格检查 □下医嘱，开出各项检查单 □完成入院记录、初步诊断 □初步拟定诊疗方案（住院） □实施各项实验室检查和影像学检查 □密切观察基础疾病，必要时请专科会诊	□完成上级医师查房，进一步明确诊断，指导治疗 □向家属交代病情和治疗注意事项，注意病情反弹	□上级医师查房，明确诊断 □根据患者病情变化及时调整治疗方案（住院）
重点医嘱	长期医嘱： □专科护理常规 □分级护理（Ⅱ级） □饮食调摄 □卧床休息 □疾病分期 □辨证分型 □常规输液 □中药汤剂辨证口服 □其他治疗方法 临时医嘱： □血、尿常规 □传染病四项 □凝血四项 □生化检查 □颈椎 X 线片、CT/MRI □心电图 □第一次钩活术治疗 □四肢关节的钩活术治疗 □第一次钩活骨减压术 □对症治疗	长期医嘱： □专科护理常规 □分级护理（Ⅱ级） □饮食调摄 □卧床休息 □辨证分型 □中药汤剂辨证口服 □常规输液 □针灸 □其他治疗方法 临时医嘱： □必要时相关科室会诊 □对症治疗	长期医嘱： □专科护理常规 □分级护理（Ⅱ级） □饮食调摄 □卧床休息 □中药汤剂辨证口服 □常规输液 □针灸 □其他治疗方法 临时医嘱： □必要时复查异常项目 □必要时相关科室会诊 □对症治疗
护理工作	□入院介绍 □入院健康教育、饮食指导 □介绍检查前注意事项 □执行诊疗护理措施	□按医嘱完成护理操作、日常治疗 □完成常规生命体征监测 □指导功能锻炼	□按医嘱执行护理措施 □饮食指导 □安抚疏导、健康教育 □指导功能锻炼
病情变异记录	□无 □有，原因： 1. 2.	□无 □有，原因： 1. 2.	□无 □有，原因： 1. 2.

时间	＿＿年＿＿月＿＿日 （第1天）	＿＿年＿＿月＿＿日 （第2天）	＿＿年＿＿月＿＿日 （第3～4天）
责任 护士 签名			
医师 签名			

时间	＿＿年＿＿月＿＿日 （第5～7天出院日）	＿＿年＿＿月＿＿日 （第5～7天）	＿＿年＿＿月＿＿日 （第8天）
主要诊疗工作	□疗效评估 □交代出院注意事项、复查日期、复发后及时复诊（为可复发疾病） □完成出院记录，通知出院 □制订康复计划，指导患者出院后功能锻炼 □开具出院诊断书	□根据患者病情变化及时调整治疗方案（住院） □上级医师查房，作出进一步的诊疗评估 □强调运动疗法及康复疗法的应用	□根据患者病情变化及时调整治疗方案（住院） □上级医师查房，作出进一步的诊疗评估，确定是否行第二次钩活术治疗 □强调运动疗法及康复疗法的应用
重点医嘱	□停止所有长期医嘱 临时医嘱： □开具出院医嘱 □出院带药	长期医嘱： □专科护理常规 □分级护理（Ⅱ级） □饮食调摄 □卧床休息 □中药汤剂辨证口服 □常规输液 □针灸 □其他治疗方法 临时医嘱： □其他部位的钩活术治疗 □必要时复查异常项目 □必要时相关科室会诊 □对症治疗	长期医嘱： □专科护理常规 □分级护理（Ⅱ级） □饮食调摄 □卧床休息 □中药汤剂辨证口服 □常规输液 □针灸 □其他治疗方法 临时医嘱： □第二次钩活术治疗 □四肢关节的钩活术治疗 □第二次钩活骨减压术 □必要时复查异常项目 □对症治疗
护理工作	□协助办理出院手续 □送患者出院 □交代出院后注意事项 □指导功能锻炼	□按照医嘱执行诊疗护理措施 □饮食指导 □安抚疏导、健康教育 □指导功能锻炼	□按照医嘱执行诊疗护理措施 □饮食指导 □安抚疏导、健康教育 □指导功能锻炼
病情变异记录	□无 □有，原因： 1. 2.	□无 □有，原因： 1. 2.	□无 □有，原因： 1. 2.
责任 护士 签名			

续表

时间	___年 ___月 ___日 （第5 ~ 7天出院日）	___年 ___月 ___日 （第5 ~ 7天）	___年 ___月 ___日 （第8天）
医师 签名			

时间	___年 ___月 ___日 （第9 ~ 11天出院日）	___年 ___月 ___日 （第9 ~ 11天）	___年 ___月 ___日 （第12 ~ 14天）
主要诊疗工作	□疗效评估 □交代出院注意事项、复查日期、复发后及时复诊（为可复发疾病） □完成出院记录，通知出院 □制订康复计划，指导患者出院后功能锻炼 □开具出院诊断书	□根据患者病情变化及时调整治疗方案（住院） □上级医师查房，作出进一步的诊疗评估 □强调运动疗法及康复疗法的应用	□根据患者病情变化及时调整治疗方案（住院） □上级医师查房，作出进一步的诊疗评估 □强调运动疗法及康复疗法的应用
重点医嘱	□停止所有长期医嘱 临时医嘱： □开具出院医嘱 □出院带药	长期医嘱： □专科护理常规 □分级护理（Ⅱ级） □饮食调摄 □卧床休息 □中药汤剂辨证口服 □常规输液 □针灸 □其他治疗方法 临时医嘱： □其他部位的钩活术治疗 □必要时复查异常项目 □必要时相关科室会诊 □对症治疗	长期医嘱： □专科护理常规 □分级护理（Ⅱ级） □饮食调摄 □卧床休息 □中药汤剂辨证口服 □常规输液 □针灸 □其他治疗方法 临时医嘱： □必要时复查异常项目 □必要时相关科室会诊 □对症治疗
护理工作	□协助办理出院手续 □送患者出院 □交代出院后注意事项 □指导功能锻炼	□按照医嘱执行诊疗护理措施 □饮食指导 □安抚疏导、健康教育 □指导功能锻炼	□按照医嘱执行诊疗护理措施 □饮食指导 □安抚疏导、健康教育 □指导功能锻炼
病情变异记录	□无 □有，原因： 1. 2.	□无 □有，原因： 1. 2.	□无 □有，原因： 1. 2.
责任护士签名			
医师签名			

时间	___年___月___日 （第15~16天）	___年___月___日 （第17~20天出院日）	
主要诊疗工作	□根据患者病情变化及时调整治疗方案（住院） □上级医师查房，作出进一步的诊疗评估，确定是否行第三次钩活术治疗 □强调运动疗法及康复疗法的应用	□疗效评估 □交代出院注意事项、复查日期、复发后及时复诊（为可复发疾病） □完成出院记录，通知出院 □制订康复计划，指导患者出院后功能锻炼 □开具出院诊断书	
重点医嘱	长期医嘱： □专科护理常规 □分级护理（Ⅱ级） □饮食调摄 □卧床休息 □中药汤剂辨证口服 □常规输液 □针灸 □其他治疗方法 临时医嘱： □第三次钩活术治疗 □四肢关节的钩活术治疗 □对症治疗 □必要时复查异常项目	□停止所有长期医嘱 临时医嘱： □开具出院医嘱 □出院带药	
护理工作	□按照医嘱执行诊疗护理措施 □饮食指导 □安抚疏导、健康教育 □指导功能锻炼	□协助办理出院手续 □送患者出院 □交代出院后注意事项 □指导功能锻炼	
病情变异记录	□无 □有，原因： 1. 2.	□无 □有，原因： 1. 2.	
责任护士签名			
医师签名			

【按语】

　　本路径的颈椎优势病种是颈椎病、颈椎管狭窄症。颈椎病分型较多，但各型特点明确，其中脊髓型颈椎病与颈椎管狭窄症临床症状相似，甚至无法明显区分。两个优势病种分期相同，治疗手法有差异，颈椎病中除脊髓型颈椎病外，钩治时大多使用单软钩法，脊髓型颈椎病和颈椎管狭窄症钩治时使用的是双软钩法。

第三节　脊椎陈旧性压缩性骨折诊疗方案和临床路径

脊椎陈旧性压缩性骨折诊疗方案

一、诊断

（一）疾病诊断

西医诊断标准：

中华医学会.临床诊疗指南·骨质疏松症和骨矿盐疾病分册［M］.北京：人民卫生出版社，2006.

陈廷明，刘怀清，闵苏.颈肩腰背痛非手术治疗［M］.北京：人民卫生出版社，2006.

魏玉锁.中华钩活术治疗腰骶椎退变性及软组织疾病［M］.北京：中医古籍出版社，2012.

1.有或无外伤史，大多有压缩性骨折体征。

2.疼痛是本病最常见的主要症状，主要表现为局限性疼痛、腰背疼痛向四肢放射、胸腰带状痛等，活动后疼痛加重。

3.身高缩短，驼背畸形。

4.病变部位叩击痛。

5.X线片可见脊柱呈"渔椎"、楔形及扁平椎。

（二）疾病分期

魏玉锁.中华钩活术治疗腰骶椎退变性及软组织疾病［M］.北京：中医古籍出版社，2012.

1.急性期　腰背痛剧烈，活动受限，甚至不能站立、行走，肌肉痉挛，局部压痛。舌淡或有瘀斑，苔薄黄，脉弦紧。

2.持续期　各种症状持续，局部压痛。舌淡或有瘀斑，苔薄白，脉弦滑。

3.缓解期　各种症状缓解，局部压痛好转。舌淡，苔薄白，脉迟。

4.康复期　各种症状基本消失，但有腰背乏力，不能长时站立、行走，局部压痛消失。舌淡红，苔薄白，脉缓。

5.反复期　各种原因或无明显诱因，原有症状反复或较之前加重，局部压痛。舌淡或有瘀斑，苔薄黄，脉弦紧。

（三）证候诊断

魏玉锁.中华钩活术治疗腰骶椎退变性及软组织疾病［M］.北京：中医古籍出版

社，2012.

1.心脾两虚证　胸背或腰背酸痛，可向肋间或腹部放射，部分患者可有心肺或胃肠功能障碍，症状缠绵不愈，活动受限，劳累后加重，休息后减轻。舌体胖大有齿痕，苔白腻或淡，脉沉细或虚缓。

2.瘀血阻滞证　胸背或腰背痛如针刺，可向肋间或腹部放射，痛有定处、拒按，轻则俯卧不便，重则因疼痛而不能转侧。舌质紫暗或有瘀斑，苔薄黄，脉涩。

3.风寒湿痹证　胸背或腰背部冷痛，转侧不利，时轻时重，近衣被，遇热减轻，遇冷加重，与天气变化有关，晨僵。舌质淡、体胖大，苔白滑，脉弦。

二、治疗方案

王国强.基层中医药适宜技术手册［S］.北京：国家中医药管理局，2010.
王国强.中医医疗技术手册［S］.北京：国家中医药管理局，2013.
魏玉锁.中华钩活术治疗腰骶椎退变性及软组织疾病［M］.北京：中医古籍出版社，2012.

通过进行相关的各种检查，其结果符合脊椎陈旧性压缩性骨折的诊断，排除禁忌证，未发现其他疾病引起的相关症状，综合辨证分析后确定所选穴位点。

（一）钩活术技术

1.钩活术
主穴：根据影像学检查和脊椎陈旧性压缩性骨折的特点选择相应新夹脊穴穴位组合（见附录3选穴公式）。
配穴：循经取穴、神经走行路线取穴、运动医学应力方向取穴。
操作：操作步骤详见总则。
2.钩活骨减压术　根据具体症状辨证取穴（附录2），操作步骤详见总则。

（二）其他疗法

针灸、理疗等。

（三）围钩活术用药

常规脱水、抗凝、营养神经、活血化瘀（辨证论治的中药或中成药）、抗炎止痛、对症治疗药物。

（四）护理

1.急性期的护理
（1）告知患者急性期应以卧床休息为主（硬板床），卧床期间在床上可随意翻身和活动，以最舒适的姿势为佳。

（2）48 小时后根据病情可下床适当活动，但不要久坐、久站和下蹲，如需大便，一定要在高位大便椅上解便，解便后提裤时一定要缓慢用力。

（3）向患者讲解治疗注意事项，以配合医生做好各种治疗。

（4）注意保暖，防止受凉。受凉是脊椎陈旧性压缩性骨折的重要诱因。

（5）糖尿病、冠心病、高血压病史者及老年患者，在钩活术治疗期间个体化常规用药。

（6）做好心理护理，介绍相关知识，讲解情绪对疾病的影响，使患者保持愉快的心情，建立战胜腰背痛的信心。

2. 缓解期及康复期的护理

（1）术后 4 天去除敷料，局部应保持干燥。

（2）指导患者掌握正确的下床方法：患者宜先滚向床的一侧，抬高床头，将腿放于床的一侧，用胳膊支撑自己起来，在站起前坐在床的一侧，把脚放在地上。按相反的顺序回到床上。

（3）减轻腰背部负荷，避免过度劳累，尽量不要弯腰提重物，如捡拾地上的物品宜双腿下蹲，腰部挺直，动作要缓。

（4）加强腰背肌功能锻炼，注意持之以恒。

（5）佩戴腰围至少 1～2 个月，白天使用，夜晚去掉。

（6）建立良好的生活方式，生活规律，多卧床休息，注意保暖。

（7）帮助患者树立战胜疾病的决心。脊椎陈旧性压缩性骨折病程长，恢复慢，患者应保持愉快的心情，用积极乐观的人生态度对待疾病。

三、疗效评价

（一）评价标准

参照疼痛视觉模拟评分法（VAS）进行疗效评价，使用 VAS 加权计算法计算评分，疼痛减轻的百分数 =（A−B）/A×100%

A= 治疗前 VAS 评分；B= 治疗后 VAS 评分

1. 临床治愈　VAS 加权值≥ 75%。

2. 显效　50%≤ VAS 加权值< 75%。

3. 有效　25%≤ VAS 加权值< 50%。

4. 无效　VAS 加权值< 25%。

临床控制：腰背疼痛好转≥ 75%，恢复日常工作。

显效：50%≤腰背疼痛好转< 75%，基本恢复日常工作。

有效：25%≤腰背疼痛好转< 50%，恢复部分工作。

无效：腰背疼痛好转< 25%，影响日常工作。

（二）评价方法

采用疼痛视觉模拟评分法（VAS）进行评估。VAS 调查采用一条长约 10cm 的游动标尺，一面标有 10 个刻度，两端分别为"0分"端和"10分"端，"0分"表示无痛，"10分"代表难以忍受的最剧烈程度的相应位置。医生根据患者标出的位置为其评出分数，临床评定以"0～2分"为"优"，"3～5分"为"良"，"6～8分"为"可"，大于"8分"为"差"。临床治疗前后使用同样的方法即可较为客观地进行评分，并对疼痛治疗的效果进行较为客观的评价。VAS 评价法疼痛程度见表 1-3-1。

表 1-3-1　VAS 评价法疼痛程度

标尺长度（cm）	分值（分）	疼痛程度	疼痛表现
0	0	无	无任何疼痛感觉
1～3	1	轻度	不影响工作、生活
4～6	2	中度	影响工作，不影响生活
7～9	3	重度	影响工作及生活
10	4	极重度	疼痛剧烈，无法忍受

0cm	1cm	2cm	3cm	4cm	5cm	6cm	7cm	8cm	9cm	10cm

注：患者根据自己的痛觉来判定并标注在数字的下方，最后由医生根据患者在标尺上的标注进行评分。如患者标注在 4～6cm，则"疼痛程度"为中度，记 2 分。

四、随访

出院后 15 天、3 个月、1 年随访，随访时疗效评价同上。

脊椎陈旧性压缩性骨折临床路径

路径说明：本路径适用于西医诊断为脊椎陈旧性压缩性骨折的住院患者。

一、脊椎陈旧性压缩性骨折临床路径标准住院流程

（一）适用对象

西医诊断：脊椎陈旧性压缩性骨折（ICD-10 编码：M51.202）。

（二）诊断依据

1. 疾病诊断

西医诊断标准：

中华医学会. 临床诊疗指南·骨质疏松症和骨矿盐疾病分册［M］. 北京：人民卫

生出版社，2006.

陈廷明，刘怀清，闵苏．颈肩腰背痛非手术治疗［M］．北京：人民卫生出版社，2006.

魏玉锁．中华钩活术治疗腰骶椎退变性及软组织疾病［M］．北京：中医古籍出版社，2012.

2. 疾病分期

（1）急性期。

（2）持续期。

（3）缓解期。

（4）康复期。

（5）反复期。

3. 证候诊断

魏玉锁．中华钩活术治疗腰骶椎退变性及软组织疾病［M］．北京：中医古籍出版社，2012.

脊椎陈旧性压缩性骨折临床常见证型：

（1）心脾两虚型。

（2）瘀血阻滞型。

（3）风寒湿痹型。

（三）治疗方案的选择

王国强．基层中医药适宜技术手册［S］．北京：国家中医药管理局，2010.

王国强．中医医疗技术手册［S］．北京：国家中医药管理局，2013.

魏玉锁．中华钩活术治疗腰骶椎退变性及软组织疾病［M］．北京：中医古籍出版社，2012.

1. 诊断明确，第一诊断为脊椎陈旧性压缩性骨折。

2. 患者适合并接受中医治疗。

（四）标准住院治疗时间

5 天≤住院时间≤ 20 天（7 ～ 14 天 1 次，2 ～ 3 次为 1 个疗程）。

（五）进入路径标准

1. 第一诊断必须符合脊椎陈旧性压缩性骨折（ICD-10 编码：M51.202）。

2. 进入本路径的最佳时点是脊椎陈旧性压缩性骨折急性期。

3. 进入本路径的最佳位点是根据症状和影像学检查综合判断对应的位点（椎体）。

4. 入院当天进行钩活术治疗进入本路径。

5. 患者同时并发其他疾病，但在治疗期间无须特殊处理，也不影响第一诊断的临床路径流程实施的情况下，可以进入本路径。本路径实施过程中，根据患者病情变化，在不影响或有利于第一诊断的临床路径流程进一步实施的情况下，钩活术酌情钩治其他部位，时间掌握在第一诊断疾病进行两次钩活术治疗之间。

6. 有以下情况者不能进入本路径：

（1）有明确手术指征者。

（2）合并腰椎结核或肿瘤者。

（3）体质较弱者，或者孕妇等。

（4）患有严重心脏病、高血压、肝肾疾病等病情未控制者。

（5）钩治部位体表皮肤破损、溃烂或皮肤病患者。

（6）有出血倾向的血液病患者。

（7）口服华法林时 INR 值＞ 2.5 或＜ 1.5。

（六）中医证候学观察

四诊合参，收集该病种不同证候的主症、次症、舌、脉特点，注意证候动态变化。

（七）入院检查项目

1. 必需的检查项目

（1）患病部位正侧位 X 线片。

（2）血、尿常规。

（3）传染病四项。

（4）凝血四项。

（5）血糖。

（6）肝、肾功能。

（7）心电图。

2. 可选择的检查项目　根据病情需要而定，如 MRI 或 CT、骨密度测定、肌电图、抗链球菌溶血素"O"、类风湿因子、C– 反应蛋白等。

（八）治疗方法

1. 钩活术技术

（1）心脾两虚证：辨证使用钩活术，操作步骤详见诊疗方案。

（2）瘀血阻滞证：辨证使用钩活术和（或）钩活骨减压术，操作步骤详见诊疗方案。

（3）风寒湿痹证：辨证使用钩活术和（或）钩活骨减压术，操作步骤详见诊疗方案。

2. 其他疗法　针灸、理疗等。

3. 围钩活术用药　见附录4。

4. 护理 辨证施护。

（九）出院标准

1. 第一次钩活术治疗后，住院观察第 5 ～ 7 天时进行疗效评价，原有症状基本消失或明显好转，参照 VAS 评分≥ 75%，能日常生活和工作。

2. 第二次钩活术治疗后，住院观察第 1 ～ 2 天时进行疗效评价，原有症状明显好转，参照 VAS 评分≥ 50%，不影响日常生活和工作。

3. 第三次钩活术治疗后，住院观察第 2 ～ 3 天时进行疗效评价，参照 VAS 评分，原有症状好转 5%～ 10% 或未见加重，准予出院。

4. 无须住院治疗的并发症。

（十）有无变异及原因分析

1. 治疗过程中病情进一步加重，出现腰背痛加重，需要延长住院时间，增加住院费用，退出本路径。

2. 合并其他系统疾病者，住院期病情加重，需要特殊处理，导致住院时间延长、费用增加，退出本路径。

3. 出现其他系统并发症，需要特殊处理，退出本路径。

4. 因患者及其家属意愿而影响本路径的执行，退出本路径。

二、脊椎陈旧性压缩性骨折钩活术临床路径住院表单

脊椎陈旧性压缩性骨折钩活术临床路径住院表单见表 1-3-2。

表 1-3-2　脊椎陈旧性压缩性骨折钩活术临床路径住院表单

适用对象：脊椎陈旧性压缩性骨折（ICD-10 编码：M51.202）

患者姓名：_____ 性别：_____ 年龄：___　　　住院号：_____

住院日期：___ 年 ___ 月 ___ 日　　　　　出院日期：____ 年 ____ 月 ___ 日

标准住院日：5 天≤住院时间≤ 20 天　　　　实际住院日：_____ 天

时间	___ 年 ___ 月 ___ 日 （第 1 天）	___ 年 ___ 月 ___ 日 （第 2 天）	___ 年 ___ 月 ___ 日 （第 3 ～ 4 天）
主要诊疗工作	□询问病史、体格检查 □下医嘱，开出各项检查单 □完成入院记录、初步诊断 □初步拟定诊疗方案（住院） □实施各项实验室检查和影像学检查 □密切观察基础疾病，必要时请专科会诊	□完成上级医师查房，进一步明确诊断，指导治疗 □向家属交代病情和治疗注意事项，注意病情反弹	□上级医师查房，明确诊断 □根据患者病情变化及时调整治疗方案（住院）

时间	___年___月___日 （第1天）	___年___月___日 （第2天）	___年___月___日 （第3~4天）
重点医嘱	长期医嘱： □专科护理常规 □分级护理（Ⅱ级） □饮食调摄 □卧床休息 □疾病分期 □辨证分型 □常规输液 □中药汤剂辨证口服 □其他治疗方法 临时医嘱： □血、尿常规 □传染病四项 □凝血四项 □生化检查 □颈椎X线片、CT/MRI □心电图 □第一次钩活术治疗 □四肢关节的钩活术治疗 □第一次钩活骨减压术 □对症治疗	长期医嘱： □专科护理常规 □分级护理（Ⅱ级） □饮食调摄 □卧床休息 □辨证分型 □中药汤剂辨证口服 □常规输液 □针灸 □其他治疗方法 临时医嘱： □必要时相关科室会诊 □对症治疗	长期医嘱： □专科护理常规 □分级护理（Ⅱ级） □饮食调摄 □卧床休息 □中药汤剂辨证口服 □常规输液 □针灸 □其他治疗方法 临时医嘱： □必要时复查异常项目 □必要时相关科室会诊 □对症治疗
护理工作	□入院介绍 □入院健康教育、饮食指导 □介绍检查前注意事项 □执行诊疗护理措施	□按医嘱完成护理操作、日常治疗 □完成常规生命体征监测 □指导功能锻炼	□按医嘱执行护理措施 □饮食指导 □安抚疏导、健康教育 □指导功能锻炼
病情变异记录	□无 □有，原因： 1. 2.	□无 □有，原因： 1. 2.	□无 □有，原因： 1. 2.
责任护士签名			
医师签名			

时间	___年___月___日 （第5~7天出院日）	___年___月___日 （第5~7天）	___年___月___日 （第8天）
主要诊疗工作	□疗效评估 □交代出院注意事项、复查日期、复发后及时复诊（为可复发疾病） □完成出院记录，通知出院 □制订康复计划，指导患者出院后功能锻炼 □开具出院诊断书	□根据患者病情变化及时调整治疗方案（住院） □上级医师查房，作出进一步的诊疗评估 □强调运动疗法及康复疗法的应用	□根据患者病情变化及时调整治疗方案（住院） □上级医师查房，作出进一步的诊疗评估，确定是否行第二次钩活术治疗 □强调运动疗法及康复疗法的应用
重点医嘱	□停止所有长期医嘱 临时医嘱： □开具出院医嘱 □出院带药	长期医嘱： □专科护理常规 □分级护理（Ⅱ级） □饮食调摄 □卧床休息 □中药汤剂辨证口服 □常规输液 □针灸 □其他治疗方法 临时医嘱： □其他部位的钩活术治疗 □必要时复查异常项目 □必要时相关科室会诊 □对症治疗	长期医嘱： □专科护理常规 □分级护理（Ⅱ级） □饮食调摄 □卧床休息 □中药汤剂辨证口服 □常规输液 □针灸 □其他治疗方法 临时医嘱： □第二次钩活术治疗 □四肢关节的钩活术治疗 □第二次钩活骨减压术 □必要时复查异常项目 □对症治疗
护理工作	□协助办理出院手续 □送患者出院 □交代出院后注意事项 □指导功能锻炼	□按照医嘱执行诊疗护理措施 □饮食指导 □安抚疏导、健康教育 □指导功能锻炼	□按照医嘱执行诊疗护理措施 □饮食指导 □安抚疏导、健康教育 □指导功能锻炼
病情变异记录	□无　□有，原因： 1. 2.	□无　□有，原因： 1. 2.	□无　□有，原因： 1. 2.
责任护士签名			
医师签名			

时间	＿＿年＿＿月＿＿日 （第 9～11 天出院日）	＿＿年＿＿月＿＿日 （第 9～11 天）	＿＿年＿＿月＿＿日 （第 12～14 天）
主要诊疗工作	□疗效评估 □交代出院注意事项、复查日期、复发后及时复诊（为可复发疾病） □完成出院记录，通知出院 □制订康复计划，指导患者出院后功能锻炼 □开具出院诊断书	□根据患者病情变化及时调整治疗方案（住院） □上级医师查房，作出进一步的诊疗评估 □强调运动疗法及康复疗法的应用	□根据患者病情变化及时调整治疗方案（住院） □上级医师查房，作出进一步的诊疗评估 □强调运动疗法及康复疗法的应用
重点医嘱	□停止所有长期医嘱 临时医嘱： □开具出院医嘱 □出院带药	长期医嘱： □专科护理常规 □分级护理（Ⅱ级） □饮食调摄 □卧床休息 □中药汤剂辨证口服 □常规输液 □针灸 □其他治疗方法 临时医嘱： □其他部位的钩活术治疗 □必要时复查异常项目 □必要时相关科室会诊 □对症治疗	长期医嘱： □专科护理常规 □分级护理（Ⅱ级） □饮食调摄 □卧床休息 □中药汤剂辨证口服 □常规输液 □针灸 □其他治疗方法 临时医嘱： □必要时复查异常项目 □必要时相关科室会诊 □对症治疗
护理工作	□协助办理出院手续 □送患者出院 □交代出院后注意事项 □指导功能锻炼	□按照医嘱执行诊疗护理措施 □饮食指导 □安抚疏导、健康教育 □指导功能锻炼	□按照医嘱执行诊疗护理措施 □饮食指导 □安抚疏导、健康教育 □指导功能锻炼
病情变异记录	□无 □有，原因： 1. 2.	□无 □有，原因： 1. 2.	□无 □有，原因： 1. 2.
责任护士签名			
医师签名			

时间	___年___月___日 （第 15～16 天）	___年___月___日 （第 17～20 天出院日）	
主要诊疗工作	□根据患者病情变化及时调整治疗方案（住院） □上级医师查房，作出进一步的诊疗评估，确定是否行第三次钩活术治疗 □强调运动疗法及康复疗法的应用	□疗效评估 □交代出院注意事项、复查日期、复发后及时复诊（为可复发疾病） □完成出院记录，通知出院 □制订康复计划，指导患者出院后功能锻炼 □开具出院诊断书	
重点医嘱	长期医嘱： □专科护理常规 □分级护理（Ⅱ级） □饮食调摄 □卧床休息 □中药汤剂辨证口服 □常规输液 □针灸 □其他治疗方法 临时医嘱： □第三次钩活术治疗 □四肢关节的钩活术治疗 □对症治疗 □必要时复查异常项目	□停止所有长期医嘱 临时医嘱： □开具出院医嘱 □出院带药	
护理工作	□按照医嘱执行诊疗护理措施 □饮食指导 □安抚疏导、健康教育 □指导功能锻炼	□协助办理出院手续 □送患者出院 □交代出院后注意事项 □指导功能锻炼	
病情变异记录	□无 □有，原因： 1. 2.	□无 □有，原因： 1. 2.	
责任护士签名			
医师签名			

【按语】

脊柱陈旧性压缩性骨折发病最多的部位为胸腰交界处，其次是胸段，再则是腰段，最少的是颈段。因患者年龄不同、证型不同、被累及的椎体节段不同、压缩的形态不同（渔椎、楔形及扁平椎），钩治时所选择的针具和钩治法也不同。

第四节　胸椎间盘突出症诊疗方案和临床路径

胸椎间盘突出症诊疗方案

一、诊断

（一）疾病诊断

西医诊断标准：

中华医学会.临床诊断指南·疼痛学分册［M］.北京：人民卫生出版社，2007.

魏玉锁.中华钩活术治疗颈胸椎退变性及软组织疾病［M］.北京：中医古籍出版社，2012.

1. 一般发病缓慢，有时可因外伤急性发作而发生截瘫。

2. 背痛，常感到肋间疼痛不适，病变相应棘突有压痛，后伸时疼痛加重。

3. 双下肢可有疼痛和感觉改变及内脏功能紊乱症状。个别患者有脊髓侧索受累症状，如行走发紧、肌张力增高、膝反射亢进，Babinski 征可呈阳性。

4. 病变以下的皮肤痛觉和触觉完全或部分消失，严重者深感觉也可消失，二便困难。

5. CT、MRI 可提供诊断依据。

（二）疾病分期

魏玉锁.中华钩活术治疗颈胸椎退变性及软组织疾病［M］.北京：中医古籍出版社，2012.

1. 发作期　背痛，肋间疼痛或腹部疼痛，转胸、背伸时加重，翻身困难，行走不利，病变节段以下的运动功能障碍或感觉异常，患椎旁可有压痛，有或无腱反射改变及病理征。舌淡或有瘀斑，苔薄黄，脉弦紧。

2. 持续期　各种症状持续，患椎旁可有压痛，有或无腱反射改变及病理征。舌淡或有瘀斑，苔薄白，脉弦滑。

3. 缓解期　各种症状缓解，患椎旁压痛好转，腱反射及病理征可有好转。舌淡，苔薄白，脉迟。

4. 康复期　各种症状基本消失，患椎旁压痛基本消失，腱反射及病理征可有好转。残留不同程度的麻木、无力、功能障碍。

5. 反复期　各种原因或在无明显诱因的情况下，原有症状、体征反复或较之前加重。舌淡或有瘀斑，苔薄黄，脉弦紧。

（三）证候诊断

魏玉锁.中华钩活术治疗颈胸椎退变性及软组织疾病［M］.北京：中医古籍出版社，2012.

1.气滞血瘀证 背痛，肋间神经痛，胸腹部及下肢疼痛、麻木、功能障碍等，痛如刀割，痛处固定，重则瘫痪。舌淡或有瘀斑，苔薄白，脉弦滑。

2.痹证 背痛，肋间痛，下腹痛，胸腹部及下肢麻木无力、功能障碍等，遇寒痛增，得温痛减。舌质淡，苔白滑，脉沉紧。

3.痿证 背痛，肋间痛，腹部及下肢疼痛、麻木、功能障碍，肌肉萎缩、部位固定，局部按揉后症状稍有缓解，劳累后加重，休息后减轻。舌淡或有瘀斑，苔薄白或薄黄，脉沉迟或弦滑。

二、治疗方案

王国强.基层中医药适宜技术手册［S］.北京：国家中医药管理局，2010.

王国强.中医医疗技术手册［S］.北京：国家中医药管理局，2013.

魏玉锁.中华钩活术治疗颈胸椎退变性及软组织疾病［M］.北京：中医古籍出版社，2012.

（一）钩活术技术

通过相关的各种检查，结果符合胸椎间盘突出症的诊断，排除禁忌证且未发现由其他疾病引起的相关症状，综合辨证分析后确定所选穴位点。

1.钩活术

主穴：根据影像学检查和胸椎间盘突出症的特点选择相应新夹脊穴穴位组合（见附录3选穴公式）。

配穴：循经取穴、神经走行路线取穴、运动医学应力方向取穴。

操作：操作步骤详见总则。

2.钩活骨减压术 根据具体症状辨证取穴（附录2），操作步骤详见总则。

（二）其他疗法

针灸、理疗等。

（三）围钩活术用药

常规脱水、抗凝、营养神经、活血化瘀（辨证论治的中药或中成药）、抗炎止痛、对症治疗药物。

（四）护理

1. 发作期护理

（1）急性期应以卧床休息为主，体位不限，以最舒适的姿势为佳。

（2）注意适当下床活动，不要长时间固定姿势。

（3）注意保暖，防止受凉。

（4）向患者讲解治疗注意事项，使其配合医生做好治疗。

（5）糖尿病、冠心病、高血压病患者及老年患者，在钩活术治疗期间个体化常规用药。

（6）做好心理护理，介绍相关知识，讲解情绪对疾病的影响，使患者保持愉快的心情，建立战胜疾病的信心。

2. 缓解期及康复期护理

（1）术后4天去除敷料，局部保持干燥。

（2）合理膳食，注意休息，避免过度劳累。

（3）建立良好的生活方式，生活规律，多卧床休息，注意保暖。

（4）患者应树立战胜疾病的决心。腰椎间盘突出症病程长、恢复慢，患者应保持愉快的心情，用积极乐观的人生态度对待疾病。

三、疗效评价

（一）评价标准

1. 肋间神经受累　采用疼痛视觉模拟评分法（VAS）进行疗效评价，使用VAS加权计算法计算评分，疼痛减轻的百分数 =（A–B）/A×100%。

A= 治疗前 VAS 评分；B= 治疗后 VAS 评分

（1）临床治愈：VAS 加权值 ≥ 75%

（2）显效：50% ≤ VAS 加权值 < 75%

（3）有效：25% ≤ VAS 加权值 < 50%

（4）无效：VAS 加权值 < 25%

2. 胸髓受累　参照颈椎 JOA 评分系统进行疗效评价，治疗改善率 =［（治疗后评分 – 治疗前评分）÷（满分 17– 治疗前评分）］×100%。

临床控制：改善率 ≥ 75%，背痛、腹痛、下肢痛、麻木、感觉异常等症状消失，下肢肌力正常，恢复日常工作。

显效：背痛、腹痛、下肢痛、麻木、感觉异常等症状基本消失，下肢肌力好转，基本恢复日常工作。50% ≤改善率 < 75%。

有效：背痛、腹痛、下肢痛、麻木、感觉异常等症状好转，下肢肌力稍好转，恢复部分工作，但停药后有复发。25% ≤改善率 < 50%。

无效：背痛、腹痛、下肢痛、麻木、感觉异常等症状无变化，下肢肌力无好转或者加重。改善率＜ 25%。

（二）评价方法

1. 采用疼痛视觉模拟评分法（VAS） VAS 调查采用一条长 10cm 的直线，两端分别表示"无痛"和"无法忍受的剧烈疼痛"，被测试者根据自身疼痛情况，在该直线上做相应标记，距"无痛"端的距离即疼痛的强度。基本的方法是使用一条长约 10cm 的游动标尺，一面标有 10 个刻度，两端分别为"0 分"端和"10 分"端，"0 分"表示无痛，"10 分"代表难以忍受的最剧烈程度的相应位置，医生根据患者标出的位置为其评出分数，临床评定以"0 ～ 2 分"为"优"，"3 ～ 5 分"为"良"，"6 ～ 8 分"为"可"，大于"8 分"为"差"。临床治疗前后使用同样的方法即可较为客观地作出评分，并对疼痛治疗的效果进行较为客观的评价。VAS 评价法疼痛程度见表 1-4-1。

表 1-4-1　VAS 评价法疼痛程度

标尺长度（cm）	分值（分）	疼痛程度	疼痛表现
0	0	无	无任何疼痛感觉
1 ～ 3	1	轻度	不影响工作、生活
4 ～ 6	2	中度	影响工作，不影响生活
7 ～ 9	3	重度	影响工作及生活
10	4	极重度	疼痛剧烈，无法忍受

0cm	1cm	2cm	3cm	4cm	5cm	6cm	7cm	8cm	9cm	10cm

注：患者根据自己的痛觉来判定并标注在数字的下方，最后由医生根据患者在标尺上的标注进行评分。如患者标注在 4 ～ 6cm，则"疼痛程度"为中度，记 2 分。

2. 颈椎 JOA 评分系统 颈椎 JOA 评分系统见表 1-4-2。

表 1-4-2　颈椎 JOA 评分系统

评分项目		评分	结果
上肢运动功能			
1	正常	4	
2	能持筷及从事一般家务劳动，但手笨拙	3	
3	手虽不灵活，但能持筷	2	
4	能持勺，但不能持筷	1	
5	自己不能持筷或持勺进餐	0	

续表

	评分项目	评 分	结果
	下肢运动功能		
1	正常	4	
2	平地或上楼行走不用支持物，但下肢不灵活	3	
3	在平地行走可不用支持物，但上楼时需用	2	
4	即使在平地行走也需用支持物	1	
5	不能行走	0	
	上肢感觉		
1	正常	2	
2	有轻度感觉障碍或麻木	1	
3	有明显感觉障碍	0	
	下肢感觉		
1	正常	2	
2	有轻度感觉障碍或麻木	1	
3	有明显感觉障碍	0	
	躯干感觉		
1	正常	2	
2	有轻度感觉障碍或麻木	1	
3	有明显感觉障碍	0	
	膀胱功能		
1	正常	3	
2	轻度排尿困难，尿频，尿踌躇	2	
3	高度排尿困难，尿费力，尿失禁或淋沥	1	
4	尿潴留	0	
总　分			

四、随访

出院后 15 天、3 个月、1 年随访，随访时疗效评价同上。

胸椎间盘突出症临床路径

路径说明：西医诊断为胸椎间盘突出症的住院患者。

一、胸椎间盘突出症临床路径标准住院流程

（一）适用对象

西医诊断：胸椎间盘突出症（ICD-10 编码：M51.201）。

（二）诊断依据

1. 疾病诊断

西医诊断标准：

中华医学会.临床诊疗指南·疼痛学分册［M］.北京：人民卫生出版社，2007.

魏玉锁.中华钩活术治疗颈胸椎退变性及软组织疾病［M］.北京：中医古籍出版社，2012.

2. 疾病分期

魏玉锁.中华钩活术治疗颈胸椎退变性及软组织疾病［M］.北京：中医古籍出版社，2012.

（1）急性期。

（2）持续期。

（3）缓解期。

（4）康复期。

（5）反复期。

3. 证候诊断

魏玉锁.中华钩活术治疗颈胸椎退变性及软组织疾病［M］.北京：中医古籍出版社，2012.

胸椎间盘突出症临床常见证型：

（1）气滞血瘀证。

（2）痹证。

（3）痿证。

（三）治疗方案的选择

王国强.基层中医药适宜技术手册［S］.北京：国家中医药管理局，2010.

王国强.中医医疗技术手册［S］.北京：国家中医药管理局，2013.

魏玉锁.中华钩活术治疗颈胸椎退变性及软组织疾病［M］.北京：中医古籍出版社，2012.

参照中华医学会.临床诊疗指南·疼痛学分册［M］.北京：人民卫生出版社，2007.

1.诊断明确，第一诊断为胸椎间盘突出症。

2. 患者适合并接受钩活术治疗。

（四）标准住院治疗时间

5 天 ≤ 住院时间 ≤ 20 天（7 ～ 14 天 1 次，2 ～ 3 次为 1 个疗程）。

（五）进入路径标准

1. 第一诊断必须符合胸椎间盘突出症（ICD–10 编码：M51.201）。

2. 进入本路径的最佳时点是胸椎间盘突出症的急性期和持续期。

3. 进入本路径的最佳位点是根据症状和影像学检查综合判断对应的位点（椎体）。

4. 入院当天进行钩活术治疗，进入本路径。

5. 患者同时并发其他疾病，但在治疗期间无须特殊处理，也不影响第一诊断的临床路径流程实施的情况下，可以进入本路径。本路径实施过程中，根据患者病情变化，在不影响或有利于第一诊断的临床路径流程进一步实施的情况下，以钩活术酌情钩治其他部位，时间掌握在第一诊断疾病两次进行钩活术治疗之间。

6. 有以下情况者不能进入本路径：

（1）有明确手术指征者。

（2）合并发育性胸椎管狭窄者。

（3）体质较弱，或者孕妇等。

（4）患有严重心脏病、高血压、肝肾疾病等病情未控制者。

（5）钩治部位体表皮肤破损、溃烂或皮肤病患者。

（6）有出血倾向的血液病患者。

（7）口服华法林时 INR 值＞ 2.5 或＜ 1.5。

（六）中医证候学观察

四诊合参，收集该病种不同证候的主症、次症、舌、脉特点，注意证候动态变化。

（七）入院检查项目

1. 必需的检查项目

（1）胸椎正侧位 X 线片。

（2）CT 或 MRI。

（3）血、尿常规。

（4）传染病四项。

（5）凝血四项。

（6）血糖。

（7）肝、肾功能。

（8）心电图。

2.可选择的检查项目 根据病情需要而定，如肌电图、类风湿因子、C–反应蛋白等。

（八）治疗方法

1.钩活术技术

（1）气滞血瘀证：辨证使用钩活术和（或）钩活骨减压术，操作步骤详见诊疗方案。

（2）痹证：辨证使用钩活术，操作步骤详见诊疗方案。

（3）痿证：辨证使用钩活术，操作步骤详见诊疗方案。

2.其他疗法 针灸、理疗等。

3.围钩活术用药 见附录4。

4.护理 辨证施护。

（九）出院标准

1.第一次钩活术治疗后，住院观察第 5～7 天时进行疗效评价，原有症状基本消失，下肢肌力正常，肢体功能明显好转或恢复正常，参照 VAS 评分≥75%，能日常生活和工作。

2.第二次钩活术治疗后，住院观察第 1～2 天时进行疗效评价，原有症状明显好转，下肢肌力好转，肢体功能明显好转，参照 VAS 评分≥50%，不影响日常生活和工作。

3.第三次钩活术治疗后，住院观察第 2～3 天时进行疗效评价，参照 VAS 评分，原有症状好转 5%～10% 或未见加重，准予出院。

4.无须住院治疗的并发症。

（十）有无变异及原因分析

1.病情加重，需要延长住院时间，增加住院费用，退出本路径。

2.合并有其他系统疾病者，住院期间病情加重，需要特殊处理，导致住院时间延长、费用增加，退出本路径。

3.治疗过程中发生了病情变化，出现严重并发症，退出本路径。

4.因患者及其家属意愿而影响本路径的执行，退出本路径。

二、胸椎间盘突出症临床路径住院表单

胸椎间盘突出症临床路径住院表单见表1–4–3。

表 1-4-3 胸椎间盘突出症临床路径住院表单

适用对象：胸椎间盘突出症（ICD-10 编码：M51.201）

患者姓名：_____ 性别：_____ 年龄：_____ 住院号：_____

住院日期：___ 年 ___ 月 ___ 日　　　出院日期：____ 年 ____ 月 ____ 日

标准住院日：5 天≤住院时间≤ 20 天　　　实际住院日：_____ 天

时间	___ 年 ___ 月 ___ 日 （第 1 天）	___ 年 ___ 月 ___ 日 （第 2 天）	___ 年 ___ 月 ___ 日 （第 3 ~ 4 天）
主要诊疗工作	□询问病史、体格检查 □下医嘱，开出各项检查单 □完成入院记录，初步诊断 □初步拟定诊疗方案（住院） □实施各项实验室检查和影像学检查 □密切观察基础疾病，必要时请专科会诊	□完成上级医师查房，进一步明确诊断，指导治疗 □向家属交代病情和治疗注意事项，注意病情反弹	□上级医师查房，明确诊断 □根据患者病情变化及时调整治疗方案（住院）
重点医嘱	长期医嘱： □专科护理常规 □分级护理（Ⅱ级） □饮食调摄 □卧床休息 □疾病分期 □辨证分型 □常规输液 □中药汤剂辨证口服 □其他治疗方法 临时医嘱： □血、尿常规 □传染病四项 □凝血四项 □生化检查 □颈椎 X 线片、CT/MRI □心电图 □第一次钩活术治疗 □四肢关节的钩活术治疗 □第一次钩活骨减压术 □对症治疗	长期医嘱： □专科护理常规 □分级护理（Ⅱ级） □饮食调摄 □卧床休息 □辨证分型 □中药汤剂辨证口服 □常规输液 □针灸 □其他治疗方法 临时医嘱： □必要时相关科室会诊 □对症治疗	长期医嘱： □专科护理常规 □分级护理（Ⅱ级） □饮食调摄 □卧床休息 □中药汤剂辨证口服 □常规输液 □针灸 □其他治疗方法 临时医嘱： □必要时复查异常项目 □必要时相关科室会诊 □对症治疗
护理工作	□入院介绍 □入院健康教育、饮食指导 □介绍检查前注意事项 □执行诊疗护理措施	□按医嘱完成护理操作、日常治疗 □完成常规生命体征监测 □指导功能锻炼	□按医嘱执行护理措施 □饮食指导 □安抚疏导、健康教育 □指导功能锻炼
病情变异记录	□无　□有，原因： 1. 2.	□无　□有，原因： 1. 2.	□无　□有，原因： 1. 2.

续表

时间	___年___月___日 （第 1 天）	___年___月___日 （第 2 天）	___年___月___日 （第 3 ~ 4 天）
责任 护士 签名			
医师 签名			

时间	___年___月___日 （第 5 ~ 7 天出院日）	___年___月___日 （第 5 ~ 7 天）	___年___月___日 （第 8 天）
主 要 诊 疗 工 作	□疗效评估 □交代出院注意事项、复查日期、复发后及时复诊（为可复发疾病） □完成出院记录，通知出院 □制订康复计划，指导患者出院后功能锻炼 □开具出院诊断书	□根据患者病情变化及时调整治疗方案（住院） □上级医师查房，作出进一步的诊疗评估 □强调运动疗法及康复疗法的应用	□根据患者病情变化及时调整治疗方案（住院） □上级医师查房，作出进一步的诊疗评估，确定是否行第二次钩活术治疗 □强调运动疗法及康复疗法的应用
重 点 医 嘱	□停止所有长期医嘱 临时医嘱： □开具出院医嘱 □出院带药	长期医嘱： □专科护理常规 □分级护理（Ⅱ级） □饮食调摄 □卧床休息 □中药汤剂辨证口服 □常规输液 □针灸 □其他治疗方法 临时医嘱： □其他部位的钩活术治疗 □必要时复查异常项目 □必要时相关科室会诊 □对症治疗	长期医嘱： □专科护理常规 □分级护理（Ⅱ级） □饮食调摄 □卧床休息 □中药汤剂辨证口服 □常规输液 □针灸 □其他治疗方法 临时医嘱： □第二次钩活术治疗 □四肢关节的钩活术治疗 □第二次钩活骨减压术 □必要时复查异常项目 □对症治疗
护 理 工 作	□协助办理出院手续 □送患者出院 □交代出院后注意事项 □指导功能锻炼	□按照医嘱执行诊疗护理措施 □饮食指导 □安抚疏导、健康教育 □指导功能锻炼	□按照医嘱执行诊疗护理措施 □饮食指导 □安抚疏导、健康教育 □指导功能锻炼
病情 变异 记录	□无 □有，原因： 1. 2.	□无 □有，原因： 1. 2.	□无 □有，原因： 1. 2.
责任 护士 签名			

续表

时间	___年___月___日 （第5～7天出院日）	___年___月___日 （第5～7天）	___年___月___日 （第8天）
医师 签名			

时间	___年___月___日 （第9～11天出院日）	___年___月___日 （第9～11天）	___年___月___日 （第12～14天）
主要诊疗工作	□疗效评估 □交代出院注意事项、复查日期、复发后及时复诊（为可复发疾病） □完成出院记录，通知出院 □制订康复计划，指导患者出院后功能锻炼 □开具出院诊断书	□根据患者病情变化及时调整治疗方案（住院） □上级医师查房，作出进一步的诊疗评估 □强调运动疗法及康复疗法的应用	□根据患者病情变化及时调整治疗方案（住院） □上级医师查房，作出进一步的诊疗评估 □强调运动疗法及康复疗法的应用
重点医嘱	□停止所有长期医嘱 临时医嘱： □开具出院医嘱 □出院带药	长期医嘱： □专科护理常规 □分级护理（Ⅱ级） □饮食调摄 □卧床休息 □中药汤剂辨证口服 □常规输液 □针灸 □其他治疗方法 临时医嘱： □其他部位的钩活术治疗 □必要时复查异常项目 □必要时相关科室会诊 □对症治疗	长期医嘱： □专科护理常规 □分级护理（Ⅱ级） □饮食调摄 □卧床休息 □中药汤剂辨证口服 □常规输液 □针灸 □其他治疗方法 临时医嘱： □必要时复查异常项目 □必要时相关科室会诊 □对症治疗
护理工作	□协助办理出院手续 □送患者出院 □交代出院后注意事项 □指导功能锻炼	□按照医嘱执行诊疗护理措施 □饮食指导 □安抚疏导、健康教育 □指导功能锻炼	□按照医嘱执行诊疗护理措施 □饮食指导 □安抚疏导、健康教育 □指导功能锻炼
病情变异记录	□无 □有，原因： 1. 2.	□无 □有，原因： 1. 2.	□无 □有，原因： 1. 2.
责任护士签名			
医师签名			

时间	___年___月___日 （第15~16天）	___年___月___日 （第17~20天 出院日）	
主要诊疗工作	□根据患者病情变化及时调整治疗方案（住院） □上级医师查房，作出进一步的诊疗评估，确定是否行第三次钩活术治疗 □强调运动疗法及康复疗法的应用	□疗效评估 □交代出院注意事项、复查日期、复发后及时复诊（为可复发疾病） □完成出院记录，通知出院 □制订康复计划，指导患者出院后功能锻炼 □开具出院诊断书	
重点医嘱	长期医嘱： □专科护理常规 □分级护理（Ⅱ级） □饮食调摄 □卧床休息 □中药汤剂辨证口服 □常规输液 □针灸 □其他治疗方法 临时医嘱： □第三次钩活术治疗 □四肢关节的钩活术治疗 □对症治疗 □必要时复查异常项目	□停止所有长期医嘱 临时医嘱： □开具出院医嘱 □出院带药	
护理工作	□按照医嘱执行诊疗护理措施 □饮食指导 □安抚疏导、健康教育 □指导功能锻炼	□协助办理出院手续 □送患者出院 □交代出院后注意事项 □指导功能锻炼	
病情变异记录	□无 □有，原因： 1. 2.	□无 □有，原因： 1. 2.	
责任护士签名			
医师签名			

第五节　胸椎管狭窄症诊疗方案和临床路径

胸椎管狭窄症诊疗方案

一、诊断

（一）疾病诊断

西医诊断标准：

魏玉锁.中华钩活术治疗脊柱骨关节病及脊椎管狭窄症［M］.北京：中医古籍出版社，2013.

1.逐渐出现双下肢麻木无力、行走困难及大小便功能障碍。

2.可有胸背疼痛、胸腹部束带感及足底踩棉感。

3.病变位于下胸椎的患者可出现广泛的下运动神经元性损害症状。

4.查体，上运动神经元损害可出现受损部位以下皮肤感觉减退或消失，双下肢肌力减弱，肌张力增高，膝、跟腱反射亢进，髌、踝阵挛，病理征阳性；下运动神经元损害可出现膝、跟腱反射减弱，肌肉萎缩，肌张力低下。

5.胸椎 MRI 或 CT 可为诊断提供依据。

（二）疾病分度

魏玉锁.中华钩活术治疗脊柱骨关节病及脊椎管狭窄症［M］.北京：中医古籍出版社，2013.

1.轻度　年龄小，病程短，初次发病，影像学检查胸椎轻度退变，仅双下肢麻木、冷凉、肌张力增高，无病理征和二便功能障碍。

2.中度　青壮年，或年龄较小，多次发病，病程相对较长（1～2年）；初次或再次发病，影像学检查胸椎中度退变，双下肢麻木、发凉、僵硬不灵活，间歇性跛行，走路不稳，大小便功能障碍较轻，可有双下肢肌力减退、肌张力增高和病理征阳性体征，无截瘫。

3.重度　年龄较大，或年龄较小，多次发病，病程长，反复发作，影像学检查胸椎重度退变（多节段），双下肢肌力下降和肌张力异常，抽搐、冷凉，二便障碍，甚则截瘫。

（三）证候诊断

伊智雄.实用中医脊柱病学［M］.北京：人民卫生出版社，2002.

魏玉锁.中华钩活术治疗脊柱骨关节病及脊椎管狭窄症［M］.北京：中医古籍出版社，2013.

1. 痹证 背痛，下肢僵硬、麻木，走路不稳，有胸腹部束带感、足底踩棉感，有或无二便功能障碍。上述症状遇冷加重、遇热减轻，与天气变化有关。舌淡，苔薄白，脉弦数。

2. 痿证 下肢无力、冷凉，站立、行走不稳，有胸腹部束带感、足底踩棉感，间歇性跛行，有或无二便功能障碍。舌淡，苔白，脉虚弱。

3. 中风证 下肢麻木、僵硬，筋脉拘挛，不自主抽动，站立、行走不稳，胸腹部有束带感，有或无二便功能障碍。舌紫暗，脉浮。

4. 外伤瘀血证 背痛，双下肢疼痛，或疼痛固定不移，痛如针刺，站立、行走不稳，胸腹部有束带感，有或无二便功能障碍。舌紫暗，苔腻，脉涩。

5. 肝肾亏虚证 下肢酸胀、冷凉，站立、行走不稳，胸腹部有束带感，有或无二便功能障碍。伴耳鸣、耳聋，或失眠多梦、咽干、五心烦热等。舌淡，脉虚弱。

二、治疗方案

王国强.基层中医药适宜技术手册［S］.北京：国家中医药管理局，2010.

王国强.中医医疗技术手册［S］.北京：国家中医药管理局，2013.

魏玉锁.中华钩活术治疗脊柱骨关节病及脊椎管狭窄症［M］.北京：中医古籍出版社，2013.

（一）钩活术技术

通过相关的各种检查，结果符合胸椎管狭窄症的诊断，排除禁忌证且未发现由其他疾病引起的相关症状，综合辨证分析后确定所选穴位点。

1. 钩活术

主穴：根据影像学检查和胸椎管狭窄症的特点选择相应新夹脊穴穴位组合（见附录3选穴公式）。

配穴：循经取穴、神经走行路线取穴、运动医学应力方向取穴。

操作：操作步骤详见总则。

2. 钩活骨减压术 根据具体症状辨证取穴（附录2），操作步骤详见总则。

（二）其他疗法

针灸、理疗等。

（三）围钩活术用药

常规脱水、抗凝、营养神经、活血化瘀（辨证论治的中药或中成药）、抗炎止痛、对症治疗药物。

（四）护理

1. 重度的护理

（1）急性期应以卧床休息为主，体位不限，以最舒适的姿势为佳。

（2）注意适当下床活动，不长时间固定姿势。

（3）注意保暖，防止受凉。

（4）向患者讲解治疗注意事项，以配合医生做好各种治疗。

（5）糖尿病、冠心病、高血压病患者及老年患者，在钩活术治疗期间个体化常规用药。

（6）做好心理护理，介绍相关知识，讲解情绪对疾病的影响，使患者保持愉快的心情，建立战胜疾病的信心。

2. 轻度及中度的护理

（1）术后 4 天去除敷料，局部保持干燥。

（2）合理膳食，注意休息，避免过度劳累。

（3）建立良好的生活方式，生活有规律，多卧床休息，注意保暖。

（4）胸椎管狭窄症病程长、恢复慢，患者应保持愉快的心情，树立战胜疾病的信心和决心，用积极乐观的人生态度对待疾病。

三、疗效评价

（一）评价标准

参照颈椎 JOA 评分系统进行疗效评价，治疗改善率 = [（治疗后评分 – 治疗前评分）÷（满分 17– 治疗前评分）] ×100%。

临床控制：改善率 ≥ 75%。背痛，下肢麻木、无力，感觉异常等症状明显好转，下肢肌力明显好转，恢复日常工作。

显效：背痛，下肢麻木、无力，感觉异常等症状好转，下肢肌力好转，恢复部分工作。50% ≤改善率＜ 75%。

有效：背痛，下肢麻木、无力，感觉异常等症状好转，下肢肌力稍好转，恢复部分生活能力。25% ≤改善率＜ 50%。

无效：背痛，下肢麻木、无力，感觉异常等症状无变化，下肢肌力无好转或者加重，改善率＜ 25%。

（二）评价方法

评价方法见表 1-5-1。

表 1-5-1　评价方法

		评分项目	评　分	结果
		上肢运动功能		
	1	正常	4	
	2	能持筷及从事一般家务劳动,但手笨拙	3	
	3	虽手不灵活,但能持筷	2	
	4	能持勺,但不能持筷	1	
	5	自己不能持筷、持勺进餐	0	
		下肢运动功能		
	1	正常	4	
	2	平地或上楼行走不用支持物,但下肢不灵活	3	
	3	在平地行走可不用支持物,但上楼时需用	2	
	4	即使在平地行走也需用支持物	1	
	5	不能行走	0	
		上肢感觉		
	1	正常	2	
	2	有轻度感觉障碍或麻木	1	
	3	有明显感觉障碍	0	
		下肢感觉		
	1	正常	2	
	2	有轻度感觉障碍或麻木	1	
	3	有明显感觉障碍	0	
		躯干感觉		
	1	正常	2	
	2	有轻度感觉障碍或麻木	1	
	3	有明显感觉障碍	0	
		膀胱功能		
	1	正常	3	
	2	轻度排尿困难,尿频,尿踌躇	2	
	3	高度排尿困难,尿费力,尿失禁或淋沥	1	
	4	尿潴留	0	
总　分				

四、随访

出院后 15 天、3 个月、1 年随访,随访时疗效评价同上。

胸椎管狭窄症临床路径

路径说明：西医诊断为胸椎管狭窄症的住院患者。

一、胸椎管狭窄症临床路径标准住院流程

（一）适用对象

西医诊断：胸椎管狭窄症（ICD-10 编码：M48.003）。

（二）诊断依据

1. 疾病诊断

西医诊断标准：

魏玉锁. 中华钩活术治疗脊柱骨关节病及脊椎管狭窄症［M］. 北京：中医古籍出版社，2013.

2. 疾病分度

魏玉锁. 中华钩活术治疗脊柱骨关节病及脊椎管狭窄症［M］. 北京：中医古籍出版社，2013.

（1）轻度。

（2）中度。

（3）重度。

3. 证候诊断

魏玉锁. 中华钩活术治疗脊柱骨关节病及脊椎管狭窄症［M］. 北京：中医古籍出版社，2013.

伊智雄. 实用中医脊柱病学［M］. 北京：人民卫生出版社，2002.

胸椎管狭窄症临床常见证型：

（1）痹证。

（2）痿证。

（3）中风证。

（4）外伤瘀血证。

（5）肝肾亏虚证。

（三）治疗方案的选择

王国强. 基层中医药适宜技术手册［S］. 北京：国家中医药管理局，2010.

王国强. 中医医疗技术手册［S］. 北京：国家中医药管理局，2013.

魏玉锁. 中华钩活术治疗脊柱骨关节病及脊椎管狭窄症［M］. 北京：中医古籍出

版社，2013.

1. 诊断明确，第一诊断为胸椎管狭窄症。

2. 患者适合并接受钩活术治疗。

（四）标准住院治疗时间

5 天≤住院时间≤ 20 天（7 ～ 14 天 1 次，2 ～ 3 次为 1 个疗程）。

（五）进入路径标准

1. 第一诊断必须符合胸椎管狭窄症（ICD–10 编码：M48.003）。

2. 进入本路径的最佳时点是轻度和中度胸椎管狭窄症。

3. 进入本路径的最佳位点是根据症状和影像学检查综合判断对应的位点（椎体）。

4. 入院当天进行钩活术治疗进入本路径。

5. 患者同时并发其他疾病，但在治疗期间无须特殊处理，也不影响第一诊断的临床路径流程实施的情况下，可以进入本路径。本路径实施过程中，根据患者病情变化，在不影响或有利于第一诊断的临床路径流程进一步实施的情况下，钩活术酌情钩治其他部位，时间掌握在第一诊断疾病两次钩活术之间。

6. 有以下情况者不能进入本路径：

（1）有明确手术指征者。

（2）合并胸椎结核或肿瘤者。

（3）体质较弱，或者孕妇等。

（4）患有严重心脏病、高血压、肝肾疾病等病情未控制者。

（5）钩治部位体表皮肤破损、溃烂或皮肤病患者。

（6）有出血倾向的血液病患者。

（7）口服华法林时 INR 值＞ 2.5 或＜ 1.5。

（六）中医证候学观察

四诊合参，收集该病种不同证候的主症、次症、舌、脉特点，注意证候动态变化。

（七）入院检查项目

1. 必需的检查项目

（1）胸椎正侧位 X 线片。

（2）胸椎 MRI 或 CT。

（3）血、尿常规。

（4）传染病四项。

（5）凝血四项。

（6）血糖。

（7）肝、肾功能。

（8）心电图。

2.可选择的检查项目　根据病情需要而定，如肌电图、抗链球菌溶血素"O"、类风湿因子、C–反应蛋白等。

（八）治疗方法

1.钩活术技术

（1）痹证：辨证使用钩活术，操作步骤详见诊疗方案。

（2）痿证：辨证使用钩活术，操作步骤详见诊疗方案。

（3）中风证：辨证使用钩活术，操作步骤详见诊疗方案。

（4）外伤瘀血证：辨证使用钩活术和（或）钩活骨减压术，操作步骤详见诊疗方案。

（5）肝肾亏虚证：辨证使用钩活术，操作步骤详见诊疗方案。

2.其他疗法　针灸、理疗等。

3.围钩活术用药　见附录4。

4.护理　辨证施护。

（九）出院标准

1.第一次钩活术治疗后，住院观察第5～7天时进行疗效评价，原有症状基本消失，下肢肌力正常，肢体功能明显好转或恢复正常，参照颈椎JOA评分≥75%，不影响日常生活和工作。

2.第二次钩活术治疗后，住院观察第1～2天时进行疗效评价，原有症状明显好转，下肢肌力好转，肢体功能明显好转，参照颈椎JOA评分≥75%，不影响日常生活和工作。

3.第三次钩活术治疗后，住院观察第2～3天时进行疗效评价，参照颈椎JOA评分，原有症状好转5%～10%或未见加重，准予出院。

4.无须住院治疗的并发症。

（十）有无变异及原因分析

1.病情加重，需要延长住院时间，增加住院费用，退出本路径。

2.合并有其他系统疾病者，住院期间病情加重，需要特殊处理，导致住院时间延长、费用增加，退出本路径。

3.治疗过程中发生了病情变化，出现严重并发症，退出本路径。

4.因患者及其家属意愿而影响本路径的执行，退出本路径。

二、胸椎管狭窄症临床路径住院表单

胸椎管狭窄症临床路径住院表单见表1-5-2。

表1-5-2　胸椎管狭窄症临床路径住院表单

适用对象：胸椎管狭窄症（ICD-10编码：M48.003）

患者姓名：_____　性别：_____　年龄：____　　　住院号：_____

住院日期：____年____月____日　　　　　　　　出院日期：____年____月____日

标准住院日：5天≤住院时间≤20天　　　　　　　实际住院日：_____天

时间	____年____月____日 （第1天）	____年____月____日 （第2天）	____年____月____日 （第3～4天）
主要诊疗工作	□询问病史、体格检查 □下医嘱，开出各项检查单 □完成入院记录、初步诊断 □初步拟定诊疗方案（住院） □实施各项实验室检查和影像学检查 □密切观察基础疾病，必要时请专科会诊	□完成上级医师查房，进一步明确诊断，指导治疗 □向家属交代病情和治疗注意事项，注意病情反弹	□上级医师查房，明确诊断 □根据患者病情变化及时调整治疗方案（住院）
重点医嘱	长期医嘱： □专科护理常规 □分级护理（Ⅱ级） □饮食调摄 □卧床休息 □疾病分期 □辨证分型 □常规输液 □中药汤剂辨证口服 □其他治疗方法 临时医嘱： □血、尿常规 □传染病四项 □凝血四项 □生化检查 □颈椎X线片、CT/MRI □心电图 □第一次钩活术治疗 □四肢关节的钩活术治疗 □第一次钩活骨减压术 □对症治疗	长期医嘱： □专科护理常规 □分级护理（Ⅱ级） □饮食调摄 □卧床休息 □辨证分型 □中药汤剂辨证口服 □常规输液 □针灸 □其他治疗方法 临时医嘱： □必要时相关科室会诊 □对症治疗	长期医嘱： □专科护理常规 □分级护理（Ⅱ级） □饮食调摄 □卧床休息 □中药汤剂辨证口服 □常规输液 □针灸 □其他治疗方法 临时医嘱： □必要时复查异常项目 □必要时相关科室会诊 □对症治疗
护理工作	□入院介绍 □入院健康教育、饮食指导 □介绍检查前注意事项 □执行诊疗护理措施	□按医嘱完成护理操作、日常治疗 □完成常规生命体征监测 □指导功能锻炼	□按医嘱执行护理措施 □饮食指导 □安抚疏导、健康教育 □指导功能锻炼

时间	___年___月___日 （第1天）	___年___月___日 （第2天）	___年___月___日 （第3~4天）
病情 变异 记录	□无 □有，原因： 1. 2.	□无 □有，原因： 1. 2.	□无 □有，原因： 1. 2.
责任 护士 签名			
医师 签名			

时间	___年___月___日 （第5~7天出院日）	___年___月___日 （第5~7天）	___年___月___日 （第8天）
主要诊疗工作	□疗效评估 □交代出院注意事项、复查日期、复发后及时复诊（为可复发疾病） □完成出院记录，通知出院 □制订康复计划，指导患者出院后功能锻炼 □开具出院诊断书	□根据患者病情变化及时调整治疗方案（住院） □上级医师查房，作出进一步的诊疗评估 □强调运动疗法及康复疗法的应用	□根据患者病情变化及时调整治疗方案（住院） □上级医师查房，作出进一步的诊疗评估，确定是否行第二次钩活术治疗 □强调运动疗法及康复疗法的应用
重点医嘱	□停止所有长期医嘱 临时医嘱： □开具出院医嘱 □出院带药	长期医嘱： □专科护理常规 □分级护理（Ⅱ级） □饮食调摄 □卧床休息 □中药汤剂辨证口服 □常规输液 □针灸 □其他治疗方法 临时医嘱： □其他部位的钩活术治疗 □必要时复查异常项目 □必要时相关科室会诊 □对症治疗	长期医嘱： □专科护理常规 □分级护理（Ⅱ级） □饮食调摄 □卧床休息 □中药汤剂辨证口服 □常规输液 □针灸 □其他治疗方法 临时医嘱： □第二次钩活术治疗 □四肢关节的钩活术治疗 □第二次钩活骨减压术 □必要时复查异常项目 □对症治疗
护理工作	□协助办理出院手续 □送患者出院 □交代出院后注意事项 □指导功能锻炼	□按照医嘱执行诊疗护理措施 □饮食指导 □安抚疏导、健康教育 □指导功能锻炼	□按照医嘱执行诊疗护理措施 □饮食指导 □安抚疏导、健康教育 □指导功能锻炼
病情 变异 记录	□无 □有，原因： 1. 2.	□无 □有，原因： 1. 2.	□无 □有，原因： 1. 2.

续表

时间	___年___月___日 （第5~7天出院日）	___年___月___日 （第5~7天）	___年___月___日 （第8天）
责任护士签名			
医师签名			

时间	___年___月___日 （第9~11天出院日）	___年___月___日 （第9~11天）	___年___月___日 （第12~14天）
主要诊疗工作	□疗效评估 □交代出院注意事项、复查日期、复发后及时复诊（为可复发疾病） □完成出院记录，通知出院 □制订康复计划，指导患者出院后功能锻炼 □开具出院诊断书	□根据患者病情变化及时调整治疗方案（住院） □上级医师查房，作出进一步的诊疗评估 □强调运动疗法及康复疗法的应用	□根据患者病情变化及时调整治疗方案（住院） □上级医师查房，作出进一步的诊疗评估 □强调运动疗法及康复疗法的应用
重点医嘱	□停止所有长期医嘱 临时医嘱： □开具出院医嘱 □出院带药	长期医嘱： □专科护理常规 □分级护理（Ⅱ级） □饮食调摄 □卧床休息 □中药汤剂辨证口服 □常规输液 □针灸 □其他治疗方法 临时医嘱： □其他部位的钩活术治疗 □必要时复查异常项目 □必要时相关科室会诊 □对症治疗	长期医嘱： □专科护理常规 □分级护理（Ⅱ级） □饮食调摄 □卧床休息 □中药汤剂辨证口服 □常规输液 □针灸 □其他治疗方法 临时医嘱： □必要时复查异常项目 □必要时相关科室会诊 □对症治疗
护理工作	□协助办理出院手续 □送患者出院 □交代出院后注意事项 □指导功能锻炼	□按照医嘱执行诊疗护理措施 □饮食指导 □安抚疏导、健康教育 □指导功能锻炼	□按照医嘱执行诊疗护理措施 □饮食指导 □安抚疏导、健康教育 □指导功能锻炼
病情变异记录	□无　□有，原因： 1. 2.	□无　□有，原因： 1. 2.	□无　□有，原因： 1. 2.
责任护士签名			
医师签名			

时间	_____年_____月_____日 （第 15～16 天）	_____年_____月_____日 （第 17～20 天 出院日）	
主要诊疗工作	□根据患者病情变化及时调整治疗方案（住院） □上级医师查房，作出进一步的诊疗评估，确定是否行第三次钩活术治疗 □强调运动疗法及康复疗法的应用	□疗效评估 □交代出院注意事项、复查日期、复发后及时复诊（为可复发疾病） □完成出院记录，通知出院 □制订康复计划，指导患者出院后功能锻炼 □开具出院诊断书	
重点医嘱	长期医嘱： □专科护理常规 □分级护理（Ⅱ级） □饮食调摄 □卧床休息 □中药汤剂辨证口服 □常规输液 □针灸 □其他治疗方法 临时医嘱： □第三次钩活术治疗 □四肢关节的钩活术治疗 □对症治疗 □必要时复查异常项目	□停止所有长期医嘱 临时医嘱： □开具出院医嘱 □出院带药	
护理工作	□按照医嘱执行诊疗护理措施 □饮食指导 □安抚疏导、健康教育 □指导功能锻炼	□协助办理出院手续 □送患者出院 □交代出院后注意事项 □指导功能锻炼	
病情变异记录	□无　□有，原因： 1. 2.	□无　□有，原因： 1. 2.	
责任护士签名			
医师签名			

【按语】

本路径的胸椎优势病种有胸椎间盘突出症和胸椎管狭窄症，疾病分期相同，钩治时均使用单软手法，但有轻、中、重之分。

第六节　腰痛病（腰椎间盘突出症）诊疗方案和临床路径

腰痛病（腰椎间盘突出症）诊疗方案

一、诊断

（一）疾病诊断

1. 中医诊断标准

国家中医药管理局.中医病证诊断疗效标准（腰椎间盘突出）（ZY/T001.1–94）[S].南京：南京大学出版社，1994.

魏玉锁.中医特定医疗条件下的适宜微创技术钩活术技术诊疗方案（3个优势病种）[M].北京：中医古籍出版社，2016.

（1）有腰部外伤、慢性劳损或受寒湿史。大部分患者在发病前有慢性腰痛史。

（2）常发生于青壮年。

（3）腰痛向臀部及下肢放射，腹压增加（如咳嗽、喷嚏）时疼痛加重。

（4）脊柱侧弯，腰椎生理弧度消失，病变部位椎旁有压痛，并向下肢放射，腰部活动受限。

（5）下肢受累神经支配区感觉过敏或迟钝，病程长者可出现肌肉萎缩。直腿抬高或加强试验阳性，膝、跟腱反射减弱或消失，踇趾背伸力减弱。

（6）X线摄片检查：脊柱侧弯，腰椎生理前凸消失，病变椎间盘可能变窄，相邻边缘有骨赘增生。CT或MRI检查可显示椎间盘突出的部位及程度。

2. 西医诊断标准

鲁玉来，蔡钦林.腰椎间盘突出症[M].北京：人民军医出版社，2002.

胡有谷.腰椎间盘突出症[M].北京：人民卫生出版社，2004.

中华医学会.临床诊疗指南·疼痛学分册[M].北京：人民卫生出版社，2007.

魏玉锁.中华钩活术治疗腰骶椎退变性及软组织疾病[M].北京：中医古籍出版社，2012.

魏玉锁.中医特定医疗条件下的适宜微创技术钩活术技术诊疗方案（3个优势病种）[M].北京：中医古籍出版社，2016.

（1）多有腰部外伤、慢性劳损或受寒湿史。大部分患者在发病前有慢性腰痛史。

（2）常发于青壮年。

（3）腰痛向臀部及下肢放射，腹压增加（如咳嗽、喷嚏）时疼痛加重。

（4）脊柱侧弯，腰椎生理弧度消失，病变部位椎旁有压痛，并向下肢放射，腰部活动受限。

（5）下肢受累神经支配区感觉过敏或迟钝，病程长者可出现肌肉萎缩。直腿抬高或加强试验阳性，膝、跟腱反射减弱或消失，踇趾背伸力可减弱。

（6）X线摄片检查：脊柱侧弯、腰椎生理前凸变浅，病变椎间盘可能变窄，相应边缘有骨赘增生。CT或MRI检查可显示椎间盘突出的部位及程度。

（7）综合判断排除与之相关的肿瘤、结核、骨折等疾病。

（二）疾病分期

魏玉锁.中华钩活术治疗腰骶椎退变性及软组织疾病［M］.北京：中医古籍出版社，2012.

1. 急性期　腰腿痛剧烈，活动受限逐渐加重，甚至不能站立、行走，肌肉痉挛，神经根张力试验强阳性。舌淡或有瘀斑，苔薄黄，脉弦紧。

2. 持续期　各种症状持续，神经根张力试验阳性。舌淡或有瘀斑，苔薄白，脉弦滑。

3. 缓解期　各种症状缓解，神经根张力试验阳性体征有不同程度的缓解。舌淡，苔薄白，脉迟。

4. 康复期　各种症状基本消失，但有腰腿乏力，不能长时间站立、行走，神经根张力试验明显减轻或消失。舌淡红，苔薄白，脉缓。

5. 反复期　各种原因或无明显诱因，原有症状、体征再现或加重。舌淡或有瘀斑，苔薄黄，脉弦紧。

（三）证候诊断

国家中医药管理局.中医病证诊断疗效标准（腰椎间盘突出）（ZY/T001.1–94）［S］.南京：南京大学出版社，1994.

魏玉锁.中医特定医疗条件下的适宜微创技术钩活术技术诊疗方案（3个优势病种）［M］.北京：中医古籍出版社，2016.

魏玉锁.中华钩活术治疗腰骶椎退变性及软组织疾病［M］.北京：中医古籍出版社，2012.

1. 痹证　腰腿部冷痛重着，转侧不利，昼轻夜重，遇寒痛增，得热痛减。舌质胖淡，苔白腻，脉弦紧、弦缓或沉紧。

2. 痿证　腰腿疼痛，缠绵日久，反复发作，下肢无力，肌肉萎缩，足下垂。舌淡，苔薄白，脉沉迟无力。

3. 暴力瘀血证　近期腰部有外伤史，腰腿刺痛，疼痛剧烈，痛有定处、拒按。舌质暗紫，或有瘀斑，舌苔薄白或薄黄，脉沉涩或脉弦。

4. 劳损瘀滞证　腰腿疼痛绵绵，时轻时重，劳作后加重，休息后减轻。舌淡红，苔薄白，脉沉迟无力。

5. 痰浊瘀阻证　腰腿疼痛，痛处伴有热感，或见肢节红肿，口渴不欲饮。苔黄腻，脉濡数或滑数。

6. 气血两虚证 腰部隐痛或小腿足踝部麻木、冷凉，近衣被，可伴面色欠华，头昏失眠，神乏。舌淡嫩，苔薄白或少苔微黄，脉沉细。

7. 肝肾亏虚证 腰腿疼痛，缠绵日久，反复发作，乏力、不耐劳，劳则加重，卧则减轻，心烦失眠，口苦咽干，舌红少津；或四肢不温，形寒畏冷，舌质淡，脉沉细无力或弦。

二、治疗方案

王国强 . 基层中医药适宜技术手册［S］. 北京：国家中医药管理局，2010.

王国强 . 中医医疗技术手册［S］. 北京：国家中医药管理局，2013.

魏玉锁 . 中华钩活术治疗腰骶椎退变性及软组织疾病［M］. 北京：中医古籍出版社，2012.

（一）钩活术技术

通过相关的各种检查，结果符合腰椎间盘突出症的诊断，排除禁忌证且未发现由其他疾病引起的相关症状，综合辨证分析后确定所选穴位点。

1. 钩活术

主穴：根据影像学检查和腰椎间盘突出症的特点选择相应新夹脊穴穴位组合（见附录 3 选穴公式）。

配穴：循经取穴、神经走行路线取穴、运动医学应力方向取穴。

操作：操作步骤详见总则。

2. 钩活骨减压术 根据具体症状辨证取穴（附录 2），操作步骤详见总则。

3. 钩活外口软减术 根据具体症状，结合影像学表现确定责任节段，选取相应椎间孔外口进针点，操作步骤详见总则。

（二）其他疗法

针灸、理疗、手法、牵引等。

（三）围钩活术用药

常规脱水、抗凝、营养神经、活血化瘀（辨证论治的中药或中成药）、抗炎止痛、对症治疗药物。

（四）护理

1. 急性期的护理

（1）患者急性期应以卧床休息为主（硬板床），卧床期间可在床上随意翻身和活动，以最舒适的姿势为佳。

（2）48 小时后根据病情可下床适当活动，但不要久坐、久站和下蹲，如需如厕，一定要在高位大便椅上解便，解便后提裤时一定要缓慢用力。

（3）向患者讲解治疗注意事项，配合医生做好治疗。

（4）注意保暖，防止受凉，受凉是腰椎间盘突出症发病的重要诱因。

（5）糖尿病、冠心病、高血压病患者及老年患者，在钩活术治疗期间个体化常规用药。

（6）做好心理护理，介绍相关知识，讲解情绪对疾病的影响，使患者保持愉快的心情，建立战胜腰腿痛的信心。

2. 缓解期及康复期的护理

（1）术后4天去除敷料，局部保持干燥。

（2）指导患者掌握正确的下床方法：患者宜先滚向床的一侧，抬高床头，将腿放于床的一侧，用胳膊支撑自己起来，在站起前坐在床的一侧，把脚放在地上。

（3）减轻腰部负荷，避免过度劳累，尽量不要弯腰提重物，如捡拾地上的物品宜双腿下蹲，腰部挺直，动作要缓。

（4）加强腰背肌功能锻炼，持之以恒。

（5）佩戴腰围至少1～2个月，白天使用，夜晚去掉。

（6）建立良好的生活方式，生活规律，多卧床休息，注意保暖。

（7）患者应树立战胜疾病的决心。腰椎间盘突出症病程长、恢复慢，患者应保持愉快的心情，用积极乐观的人生态度对待疾病。

三、疗效评价

（一）评价标准

参照腰椎 JOA 腰腿痛评分系统进行疗效评价，治疗改善率 = ［（治疗后评分 – 治疗前评分）÷（满分 29– 治疗前评分）］×100%。

临床控制：改善率 ≥ 75%。腰腿痛及相关症状消失，直腿抬高试验阴性，恢复正常工作。

显效：腰腿痛及相关症状基本消失，直腿抬高试验阴性，恢复部分工作。50% ≤ 改善率 < 75%。

有效：腰腿痛及相关症状减轻，直腿抬高试验可疑阳性，恢复部分生活能力，但停药后有复发。25% ≤ 改善率 < 50%。

无效：腰腿痛及相关症状、体征无改善，直腿抬高试验阳性，或者加重。改善率 < 25%。

（二）评价方法

评价方法见表 1–6–1。

表 1-6-1 评价方法

评分项目		评 分	结果
下腰痛			
1	无	3	
2	偶尔轻度疼痛	2	
3	经常轻度或偶尔严重疼痛	1	
4	经常或者持续严重疼痛	0	
腿部的疼痛和 / 或麻木感			
1	无	3	
2	偶尔轻度疼痛	2	
3	经常轻度或偶尔严重疼痛	1	
4	经常或持续严重疼痛	0	
步态			
1	正常	3	
2	尽管出现疼痛、麻木或者无力，行走仍能超过 500m	2	
3	由于出现疼痛、麻木或者无力，行走不能超过 500m	1	
4	由于出现疼痛、麻木或者无力，行走不能超过 100m	0	
直腿抬高试验			
1	阴性	2	
2	30° ～ 70°	1	
3	小于 30°	0	
感觉障碍			
1	无	2	
2	轻度障碍（非主观）	1	
3	明显力弱	0	
运动障碍			
1	正常（肌力 5 级）	2	
2	轻度力弱（肌力 4 级）	1	
3	明显力弱（肌力 0 ～ 3 级）	0	
膀胱功能			
1	正常	0	
2	轻度排尿困难	−3	
3	严重排尿困难（尿失禁或者尿潴留）	−6	

续表

评分项目			评　分	结果
项目	严重受限	中等受限	无受限	
1　卧床翻身	0	1	2	
2　站立	0	1	2	
3　洗澡	0	1	2	
4　弯腰	0	1	2	
5　坐（约1小时）	0	1	2	
6　举或拿物	0	1	2	
7　行走	0	1	2	
总　　分				

四、随访

出院后 15 天、3 个月、1 年随访，随访时疗效评价同上。

腰痛病（腰椎间盘突出症）临床路径

路径说明：本路径适用于中医诊断为腰痛病、西医诊断为腰椎间盘突出症的住院患者。

一、腰椎间盘突出症临床路径标准住院流程

（一）适用对象

中医诊断：第一诊断为腰痛病（TCD 编码：BNS150）。
西医诊断：腰椎间盘突出症（ICD–10 编码：M51.202）。

（二）诊断依据

1. 疾病诊断
（1）中医诊断标准
国家中医药管理局 . 中医病证诊断疗效标准（腰椎间盘突出）（ZY/T001.1–94）[S]. 南京：南京大学出版社，1994.
魏玉锁 . 中医特定医疗条件下的适宜微创技术钩活术技术诊疗方案（3 个优势病种）[M]. 北京：中医古籍出版社，2016.
（2）西医诊断标准
鲁玉来，蔡钦林 . 腰椎间盘突出症[M]. 北京：人民军医出版社，2002.

胡有谷.腰椎间盘突出症［M］.北京：人民卫生出版社，2004.

中华医学会.临床诊疗指南·疼痛学分册［M］.北京：人民卫生出版社，2007.

魏玉锁.中华钩活术治疗腰骶椎退变性及软组织疾病［M］.北京：中医古籍出版社，2012.

2. 疾病分期

魏玉锁.中华钩活术治疗腰骶椎退变性及软组织疾病［M］.北京：中医古籍出版社，2012.

（1）急性期。

（2）持续期。

（3）缓解期。

（4）康复期。

（5）反复期。

3. 证候诊断

国家中医药管理局.中医病证诊断疗效标准（腰椎间盘突出）（ZY/T001.1-94）［S］.南京：南京大学出版社，1994.

魏玉锁.中医特定医疗条件下的适宜微创技术钩活术技术诊疗方案（3个优势病种）［M］.北京：中医古籍出版社，2016.

魏玉锁.中华钩活术治疗腰骶椎退变性及软组织疾病［M］.北京：中医古籍出版社，2012.

腰椎间盘突出症临床常见证型：

（1）痹证。

（2）痿证。

（3）暴力瘀血证。

（4）劳损瘀滞证。

（5）痰浊瘀阻证。

（6）气血两虚证。

（7）肝肾亏虚证。

（三）治疗方案的选择

王国强.基层中医药适宜技术手册［S］.北京：国家中医药管理局，2010.

王国强.中医医疗技术手册［S］.北京：国家中医药管理局，2013.

魏玉锁.中华钩活术治疗腰骶椎退变性及软组织疾病［M］.北京：中医古籍出版社，2012.

1. 诊断明确，第一诊断为腰椎间盘突出症。

2. 患者适合并接受中医钩活术治疗。

（四）标准住院治疗时间

5 天≤住院时间≤ 20 天（7 ～ 14 天 1 次，2 ～ 3 次 1 个疗程）。

（五）进入路径标准

1. 第一诊断必须符合腰痛病（TCD 编码：BNS150）、腰椎间盘突出症（ICD-10 编码：M51.202）。

2. 进入本路径的最佳时点是腰椎间盘突出症的急性期和持续期。

3. 进入本路径的最佳位点是根据症状和影像学检查综合判断对应的位点（椎体）。

4. 入院当天进行钩活术治疗进入本路径。

5. 患者同时并发其他疾病，但在治疗期间无须特殊处理，也不影响第一诊断的临床路径流程实施的情况下，可以进入本路径。本路径实施过程中，根据患者病情变化，在不影响或有利于第一诊断的临床路径流程进一步实施的情况下，钩活术酌情钩治其他部位，时间掌握在第一诊断疾病两次钩活术之间。

6. 有以下情况者不能进入本路径：

（1）有明确手术指征者。

（2）合并严重发育性椎管狭窄或其他严重畸形者。

（3）体质较弱，或者孕妇等。

（4）患有严重心脏病、高血压、肝肾疾病等病情未控制者。

（5）钩治部位体表皮肤破损、溃烂或皮肤病患者。

（6）有出血倾向的血液病患者。

（7）口服华法林时 INR 值＞ 2.5 或＜ 1.5。

（六）中医证候学观察

四诊合参，收集该病种不同证候的主症、次症、舌、脉特点，注意证候动态变化。

（七）入院检查项目

1. 必需的检查项目

（1）腰椎正侧位 X 线片。

（2）腰椎 CT 或 MRI。

（3）血、尿常规。

（4）传染病四项。

（5）凝血四项。

（6）血糖。

（7）肝、肾功能。

（8）心电图。

2. 可选择的检查项目 根据病情需要而定，如腰椎管造影、肌电图、骨密度、血脂、电解质、抗链球菌溶血素"O"、类风湿因子、C- 反应蛋白、红细胞沉降率等。

（八）治疗方法

1. 钩活术技术

（1）痹证：辨证使用钩活术，操作步骤详见诊疗方案。

（2）痿证：辨证使用钩活术，操作步骤详见诊疗方案。

（3）暴力瘀血证：辨证使用钩活术、钩活骨减压术、钩活外口软减术，操作步骤详见诊疗方案。

（4）劳损瘀滞证：辨证使用钩活术、钩活骨减压术、钩活外口软减术，操作步骤详见诊疗方案。

（5）痰浊瘀阻证：辨证使用钩活术、钩活骨减压术、钩活外口软减术，操作步骤详见诊疗方案。

（6）气血两虚证：辨证使用钩活术，操作步骤详见诊疗方案。

（7）肝肾亏虚证：辨证使用钩活术，操作步骤详见诊疗方案。

2. 其他疗法

3. 围钩活术用药 见附录 4。

4. 护理 辨证施护。

（九）出院标准

1. 第一次钩活术治疗后，住院观察第 5 ～ 7 天时进行疗效评价，原有症状基本消失，下肢肌力正常，肢体功能明显好转或恢复正常，参照腰椎 JOA 评分 ≥ 75%，能自理日常生活和工作。

2. 第二次钩活术治疗后，住院观察第 1 ～ 2 天时进行疗效评价，症状好转 ≥ 75%，原有症状明显好转，下肢肌力好转，肢体功能明显好转，参照腰椎 JOA 评分 ≥ 75%，不影响日常生活和工作。

3. 第三次钩活术治疗后，住院观察第 2 ～ 3 天时进行疗效评价，参照腰椎 JOA 评分，原有症状好转 5% ～ 10% 或未见加重，准予出院。

4. 无须住院治疗的并发症。

（十）有无变异及原因分析

1. 治疗过程中病情进一步加重，出现下肢放射痛或麻木加重，需要延长住院时间，增加住院费用，退出本路径。

2. 合并其他系统疾病者，住院期病情加重，需要特殊处理，导致住院时间延长、费用增加，退出本路径。

3. 出现下肢神经明显损伤等并发症，需要特殊处理，退出本路径。

4. 因患者及其家属意愿而影响本路径的执行，退出本路径。

二、腰椎间盘突出症临床路径住院表单

腰椎间盘突出症临床路径住院表单见表1-6-2。

表1-6-2　腰椎间盘突出症临床路径住院表单

适用对象：腰椎间盘突出症（ICD-10 编码：M51.202）

患者姓名：_____ 性别：_____ 年龄：____　　　　　住院号：_____

住院日期：___ 年 ___ 月 ___ 日　　　　　　　　出院日期：____ 年 ____ 月 ___ 日

标准住院日：5 天 ≤ 住院时间 ≤ 20 天　　　　　　实际住院日：_____ 天

时间	___ 年 ___ 月 ___ 日 （第1天）	___ 年 ___ 月 ___ 日 （第2天）	___ 年 ___ 月 ___ 日 （第3～4天）
主要诊疗工作	□询问病史、体格检查 □下医嘱，开出各项检查单 □完成入院记录、初步诊断 □初步拟定诊疗方案（住院） □实施各项实验室检查和影像学检查 □密切观察基础疾病，必要时请专科会诊	□完成上级医师查房，进一步明确诊断，指导治疗 □向家属交代病情和治疗注意事项，注意病情反弹	□上级医师查房，明确诊断 □根据患者病情变化及时调整治疗方案（住院）
重点医嘱	长期医嘱： □专科护理常规 □分级护理（Ⅱ级） □饮食调摄 □卧床休息 □疾病分期 □辨证分型 □常规输液 □中药汤剂辨证口服 □其他治疗方法 临时医嘱： □血、尿常规 □传染病四项 □凝血四项 □生化检查 □颈椎X线片、CT/MRI □心电图 □第一次钩活术治疗 □四肢关节的钩活术治疗 □第一次钩活骨减压术 □钩活外口软减术 □对症治疗	长期医嘱： □专科护理常规 □分级护理（Ⅱ级） □饮食调摄 □卧床休息 □辨证分型 □中药汤剂辨证口服 □常规输液 □针灸 □其他治疗方法 临时医嘱： □必要时相关科室会诊 □对症治疗	长期医嘱： □专科护理常规 □分级护理（Ⅱ级） □饮食调摄 □卧床休息 □中药汤剂辨证口服 □常规输液 □针灸 □其他治疗方法 临时医嘱： □必要时复查异常项目 □必要时相关科室会诊 □对症治疗

续表

时间	___年___月___日 （第1天）	___年___月___日 （第2天）	___年___月___日 （第3～4天）
护理工作	□入院介绍 □入院健康教育、饮食指导 □介绍检查前注意事项 □执行诊疗护理措施	□按医嘱完成护理操作、日常治疗 □完成常规生命体征监测 □指导功能锻炼	□按医嘱执行护理措施 □饮食指导 □安抚疏导、健康教育 □指导功能锻炼
病情变异记录	□无　□有，原因： 1. 2.	□无　□有，原因： 1. 2.	□无　□有，原因： 1. 2.
责任护士签名			
医师签名			

时间	___年___月___日 （第5～7天出院日）	___年___月___日 （第5～7天）	___年___月___日 （第8天）
主要诊疗工作	□疗效评估 □交代出院注意事项、复查日期、复发后及时复诊（为可复发疾病） □完成出院记录，通知出院 □制订康复计划，指导患者出院后功能锻炼 □开具出院诊断书	□根据患者病情变化及时调整治疗方案（住院） □上级医师查房，作出进一步的诊疗评估 □强调运动疗法及康复疗法的应用	□根据患者病情变化及时调整治疗方案（住院） □上级医师查房，作出进一步的诊疗评估，确定是否行第二次钩活术治疗 □强调运动疗法及康复疗法的应用
重点医嘱	□停止所有长期医嘱 临时医嘱： □开具出院医嘱 □出院带药	长期医嘱： □专科护理常规 □分级护理（Ⅱ级） □饮食调摄 □卧床休息 □中药汤剂辨证口服 □常规输液 □针灸 □其他治疗方法 临时医嘱： □其他部位的钩活术治疗 □必要时复查异常项目 □必要时相关科室会诊 □对症治疗	长期医嘱： □专科护理常规 □分级护理（Ⅱ级） □饮食调摄 □卧床休息 □中药汤剂辨证口服 □常规输液 □针灸 □其他治疗方法 临时医嘱： □第二次钩活术治疗 □四肢关节的钩活术治疗 □第二次钩活骨减压术 □必要时复查异常项目 □对症治疗
护理工作	□协助办理出院手续 □送患者出院 □交代出院后注意事项 □指导功能锻炼	□按照医嘱执行诊疗护理措施 □饮食指导 □安抚疏导、健康教育 □指导功能锻炼	□按医嘱执行诊疗护理措施 □饮食指导 □安抚疏导、健康教育 □指导功能锻炼

续表

时间	___年___月___日 （第5～7天出院日）	___年___月___日 （第5～7天）	___年___月___日 （第8天）
病情 变异 记录	□无　□有，原因： 1. 2.	□无　□有，原因： 1. 2.	□无　□有，原因： 1. 2.
责任 护士 签名			
医师 签名			

时间	___年___月___日 （第9～11天出院日）	___年___月___日 （第9～11天）	___年___月___日 （第12～14天）
主要诊疗工作	□疗效评估 □交代出院注意事项、复查日期、复发后及时复诊（为可发疾病） □完成出院记录，通知出院 □制订康复计划，指导患者出院后功能锻炼 □开具出院诊断书	□根据患者病情变化及时调整治疗方案（住院） □上级医师查房，作出进一步的诊疗评估 □强调运动疗法及康复疗法的应用	□根据患者病情变化及时调整治疗方案（住院） □上级医师查房，作出进一步的诊疗评估 □强调运动疗法及康复疗法的应用
重点医嘱	□停止所有长期医嘱 临时医嘱： □开具出院医嘱 □出院带药	长期医嘱： □专科护理常规 □分级护理（Ⅱ级） □饮食调摄 □卧床休息 □中药汤剂辨证口服 □常规输液 □针灸 □其他治疗方法 临时医嘱： □其他部位的钩活术治疗 □必要时复查异常项目 □必要时相关科室会诊 □对症治疗	长期医嘱： □专科护理常规 □分级护理（Ⅱ级） □饮食调摄 □卧床休息 □中药汤剂辨证口服 □常规输液 □针灸 □其他治疗方法 临时医嘱： □必要时复查异常项目 □必要时相关科室会诊 □对症治疗
护理工作	□协助办理出院手续 □送患者出院 □交代出院后注意事项 □指导功能锻炼	□按照医嘱执行诊疗护理措施 □饮食指导 □安抚疏导、健康教育 □指导功能锻炼	□按照医嘱执行诊疗护理措施 □饮食指导 □安抚疏导、健康教育 □指导功能锻炼
病情 变异 记录	□无　□有，原因： 1. 2.	□无　□有，原因： 1. 2.	□无　□有，原因： 1. 2.

时间	___年___月___日 （第 9 ~ 11 天出院日）	___年___月___日 （第 9 ~ 11 天）	___年___月___日 （第 12 ~ 14 天）
责任 护士 签名			
医师 签名			

时间	___年___月___日 （第 15 ~ 16 天）	___年___月___日 （第 17 ~ 20 天出院日）	
主要 诊疗 工作	□根据患者病情变化及时调整治疗方案（住院） □上级医师查房，作出进一步的诊疗评估，确定是否行第三次钩活术治疗 □强调运动疗法及康复疗法的应用	□疗效评估 □交代出院注意事项、复查日期、复发后及时复诊（为可复发疾病） □完成出院记录，通知出院 □制订康复计划，指导患者出院后功能锻炼 □开具出院诊断书	
重点 医嘱	长期医嘱： □专科护理常规 □分级护理（Ⅱ级） □饮食调摄 □卧床休息 □中药汤剂辨证口服 □常规输液 □针灸 □其他治疗方法 临时医嘱： □第三次钩活术治疗 □四肢关节的钩活术治疗 □对症治疗 □必要时复查异常项目	□停止所有长期医嘱 临时医嘱： □开具出院医嘱 □出院带药	
护理 工作	□按照医嘱执行诊疗护理措施 □饮食指导 □安抚疏导、健康教育 □指导功能锻炼	□协助办理出院手续 □送患者出院 □交代出院后注意事项 □指导功能锻炼	
病情 变异 记录	□无　□有，原因： 1. 2.	□无　□有，原因： 1. 2.	
责任 护士 签名			
医师 签名			

第七节 腰痹病（腰椎管狭窄症）诊疗方案和临床路径

腰痹病（腰椎管狭窄症）诊疗方案

一、诊断

（一）疾病诊断

1. 中医诊断标准

国家中医药管理局 . 中医病证诊断疗效标准（腰椎管狭窄症）（ZY/T001.1-94）［S］. 南京：南京大学出版社，1994.

魏玉锁 . 中华钩活术治疗腰骶椎退变性及软组织疾病［M］. 北京：中医古籍出版社，2012.

（1）有慢性腰痛史，部分患者有外伤史。多发生于 50 岁以上的体力劳动者。

（2）长期反复的腰腿疼痛和间歇性跛行，腰痛在脊柱前屈时减轻，在脊柱后伸时加重，腿痛多为双侧，可交替出现，站立和行走时出现腰腿疼痛或麻木无力，疼痛和跛行逐渐加重，休息后好转，严重者可引起尿频或排尿困难。

（3）下肢肌肉萎缩，腱反射减弱，腰过伸试验阳性。

（4）腰椎 X 线摄片检查有助于诊断，脊髓造影、CT 和 MRI 检查有重要的诊断意义。

2. 西医诊断标准

中华医学会 . 临床诊疗指南·骨科分册［M］. 北京：人民卫生出版社，2009.

魏玉锁 . 中华钩活术治疗腰骶椎退变性及软组织疾病［M］. 北京：中医古籍出版社，2012.

（1）多见于 50 岁以上的中老年人，起病缓慢，常有慢性腰腿痛史。表现为单纯腰痛、单纯腿痛，腰腿同时疼痛或伴有下肢麻木、无力、沉重。

（2）间歇性跛行。

（3）腰椎能屈不能伸。

（4）主观症状多，客观体征少。

（5）马尾神经受压严重者常有马鞍区感觉减退，排尿、排便功能障碍。

（6）下肢肌力、感觉减退，腱反射减弱或消失。

（7）常有腰肌紧张及相应的椎体压痛，并向下肢放射痛。

（8）CT 或 MRI 检查可显示椎管狭窄的部位及程度。

（9）综合判断排除与之相关的肿瘤、结核、骨折等疾病。

（二）腰椎管狭窄的范围诊断

魏玉锁.中华钩活术治疗腰骶椎退变性及软组织疾病［M］.北京：中医古籍出版社，2012.

腰椎管狭窄症还可根据椎管狭窄的范围分为局限性腰椎管狭窄和广泛性多节段腰椎管狭窄两类。

1.局限性腰椎管狭窄　仅限于一个椎节或一个椎节的局部狭窄，如中央管狭窄、神经根管狭窄，而神经根管狭窄又包括侧隐窝狭窄和椎间孔狭窄两部分。

2.广泛性多节段腰椎管狭窄　椎管狭窄范围较广，同时累及多个椎节，不仅椎弓根变短，前后径缩小至 12mm 以内，而且椎弓根间距也缩短，椎管横径小于 20mm。广泛性腰椎管狭窄症多见于发育性腰椎管狭窄，多在腰椎 3 ～ 5 之间。

（三）分度诊断

魏玉锁.中华钩活术治疗腰骶椎退变性及软组织疾病［M］.北京：中医古籍出版社，2012.

1.轻度　年龄小，病程短，初次发病，影像学检查仅限于一个椎节或一个椎节的局部狭窄，一侧或两侧肢体疼痛、麻木、无力，腰椎无畸形，无肌力减退，腱反射正常，无马鞍区感觉异常和二便障碍。

2.中度　青壮年或中老年，或年龄较小但多次发病，病程相对较长（1 ～ 2 年），初次或再次发病，影像学检查见局限性腰椎管狭窄（排除侧隐窝狭窄和椎间孔狭窄），一侧或两侧肢体疼痛、无力，间歇性跛行距离长（1000m），有或无腰椎外形改变，无肌力减退，腱反射正常，无马鞍区感觉异常和二便障碍。

3.重度　年龄较大，或年龄较小而多次发病，病程长，反复发作，影像学检查见局限性或广泛性腰椎管狭窄，双下肢麻木、无力，间歇性跛行（500m 以内），腰椎外形有改变，肌力减退，腱反射减弱或消失，马鞍区感觉异常，二便障碍。

（四）证候诊断

国家中医药管理局.中医病证诊断疗效标准（腰椎管狭窄症）（ZY/T001.1–94）［S］.南京：南京大学出版社，1994.

魏玉锁.中华钩活术治疗腰骶椎退变性及软组织疾病［M］.北京：中医古籍出版社，2012.

1.痹证型　腰及下肢酸痛，屈伸不利，间歇性跛行，晨僵，活动后减轻，与天气变化有关，遇冷加重，遇热缓解。舌淡，苔薄白，脉弦数。

2.痿证型　腰及下肢无力，间歇性跛行，肌肉萎缩，足下垂，二便障碍。舌淡，苔白，脉虚弱。

3.外伤瘀血型　有外伤史，腰及下肢刺痛，痛处固定，拒按，间歇性跛行，有或无二便功能障碍。舌紫暗，苔腻，脉涩。

4.劳损瘀滞型 腰及下肢酸胀，间歇性跛行，活动或劳累后加重，休息后减轻，有或无二便功能障碍。舌淡，脉虚弱。

5.肝肾亏虚型 腰及下肢隐痛，其痛绵绵，时断时续，病程长；或下肢麻木、冷凉，间歇性跛行，心烦失眠，口苦咽干，舌红少津；或四肢不温，形寒畏冷，舌淡，脉虚弱。

二、治疗方案

王国强.基层中医药适宜技术手册［S］.北京：国家中医药管理局，2010.

王国强.中医医疗技术手册［S］.北京：国家中医药管理局，2013.

魏玉锁.中华钩活术治疗腰骶椎退变性及软组织疾病［M］.北京：中医古籍出版社，2012.

（一）钩活术技术

通过相关的各种检查，结果符合腰椎管狭窄症的诊断，排除禁忌证且未发现由其他疾病引起的相关症状，综合辨证分析后确定所选穴位点。

1.钩活术

主穴：根据影像学检查和腰椎管狭窄症的特点选择相应新夹脊穴穴位组合（见附录3选穴公式）。

配穴：循经取穴、神经走行路线取穴、运动医学应力方向取穴。

操作：操作步骤详见总则。

2.钩活骨减压术 根据具体症状辨证取穴（附录2），操作步骤详见总则。

3.钩活外口软减术 根据具体症状，结合影像学表现确定责任节段，选取相应椎间孔外口进针点，操作步骤详见总则。

（二）其他疗法

针灸、理疗等。

（三）围钩活术用药

常规脱水、抗凝、营养神经、活血化瘀（辨证论治的中药或中成药）、抗炎止痛、对症治疗药物。

（四）护理

1.根性疼痛患者（重度）的护理

（1）患者应以卧床休息为主（硬板床），卧床期间可在床上随意翻身和活动，以最舒适的姿势为佳。

（2）48 小时后根据病情可下床适当活动，但不要久坐、久站和下蹲，如需如厕，一定要在高位大便椅上解便，解便后提裤时一定要缓慢用力。

（3）饮食的位置以舒适位最佳。

（4）注意保暖，防止受凉。

（5）糖尿病、冠心病、高血压病史者及老年患者，在钩活术治疗期间个体化常规用药。

（6）在患者配合医生做好各种治疗后，向患者讲解各种治疗的注意事项。

（7）做好心理护理，介绍相关知识，讲解情绪对疾病的影响，使患者保持愉快的心情，建立战胜腰腿痛的信心。

2. 轻度及中度的护理

（1）术后 4 天去除敷料，局部保持干燥。

（2）指导患者掌握正确的下床方法。

（3）减轻腰部负荷，避免过度劳累，尽量不要弯腰提重物，如捡拾地上的物品宜双腿下蹲，腰部挺直，动作要缓。

（4）加强腰背肌功能锻炼，要注意持之以恒。

（5）佩戴腰围至少 1 ～ 2 个月，白天使用，夜晚去掉。

（6）建立良好的生活方式，生活有规律，多卧床休息，注意保暖。

（7）患者应树立战胜疾病的决心。腰椎管狭窄症病程长、恢复慢，患者应保持愉快的心情，用积极乐观的人生态度对待疾病。

三、疗效评价

（一）评价标准

参照腰椎 JOA 腰腿痛评分系统进行疗效评价，治疗改善率 = ［（治疗后评分 – 治疗前评分）÷（满分 29– 治疗前评分）］×100%。

临床控制：改善率 ≥ 75%；腰腿痛及下肢沉重、麻木症状消失，间歇性跛行消失，恢复正常工作。

显效：腰腿痛及下肢沉重、麻木症状消失，间歇性跛行距离增至 1000m，恢复部分工作。50% ≤改善率＜ 75%。

有效：腰腿痛及下肢沉重、麻木症状减轻，间歇性跛行距离较治疗前延长的距离不等，恢复部分生活能力。25% ≤改善率＜ 50%。

无效：腰腿痛及下肢沉重、麻木、间歇性跛行等症状无改善，或者加重。改善率＜ 25%。

（二）评价方法

评价方法见表 1–7–1。

表 1-7-1 评价方法

评分项目		评 分	结果
下腰痛			
1	无	3	
2	偶尔轻度疼痛	2	
3	经常轻度或偶尔严重疼痛	1	
4	经常或者持续严重疼痛	0	
腿部的疼痛和 / 或麻木感			
1	无	3	
2	偶尔轻度疼痛	2	
3	经常轻度或偶尔严重疼痛	1	
4	经常或者持续严重疼痛	0	
步态			
1	正常	3	
2	尽管出现疼痛、麻木或者无力，行走仍能超过 500m	2	
3	由于出现疼痛、麻木或者无力，行走不能超过 500m	1	
4	由于出现疼痛、麻木或者无力，行走不能超过 100m	0	
直腿抬高试验			
1	阴性	2	
2	30° ～ 70°	1	
3	小于 30°	0	
感觉障碍			
1	无	2	
2	轻度障碍（非主观）	1	
3	明显力弱	0	
运动障碍			
1	正常（肌力 5 级）	2	
2	轻度力弱（肌力 4 级）	1	
3	明显力弱（肌力 0 ～ 3 级）	0	
膀胱功能			
1	正常	0	
2	轻度排尿困难	−3	
3	严重排尿困难（尿失禁或者尿潴留）	−6	

续表

评分项目			评　分	结果
项目	严重受限	中等受限	无受限	
1　卧床翻身	0	1	2	
2　站立	0	1	2	
3　洗澡	0	1	2	
4　弯腰	0	1	2	
5　坐（约1小时）	0	1	2	
6　举或拿物	0	1	2	
7　行走	0	1	2	
总　分				

四、随访

出院后15天、3个月、1年随访，随访时疗效评价同上。

腰痹病（腰椎管狭窄症）临床路径

路径说明：本路径适用于中医诊断为腰痹病、西医诊断为腰椎管狭窄症的住院患者。

一、腰椎管狭窄症临床路径标准住院流程

（一）适用对象

中医诊断：第一诊断为腰痹病（TCD编码：BNV263）。
西医诊断：腰椎管狭窄症（ICD–10编码：M48.005）。

（二）诊断依据

1. 疾病诊断
（1）中医诊断标准
国家中医药管理局.中医病证诊断疗效标准（腰椎管狭窄症）（ZY/T001.1–94）[S].南京：南京大学出版社，1994.
伊智雄.实用中医脊柱病学[M].北京：人民卫生出版社，2002.
魏玉锁.中华钩活术治疗脊柱骨关节病及脊椎管狭窄症[M].北京：中医古籍出版社，2013.
（2）西医诊断标准
中华医学会.临床诊疗指南·骨科分册[M].北京：人民卫生出版社，2009.

魏玉锁.中华钩活术治疗脊柱骨关节病及脊椎管狭窄症［M］.北京：中医古籍出版社，2013.

2.腰椎管狭窄的范围

魏玉锁.中华钩活术治疗脊柱骨关节病及脊椎管狭窄症［M］.北京：中医古籍出版社，2013.

（1）局限性腰椎管狭窄。

（2）广泛性腰椎管狭窄。

3.疾病分度

魏玉锁.中华钩活术治疗脊柱骨关节病及脊椎管狭窄症［M］.北京：中医古籍出版社，2013.

（1）轻度。

（2）中度。

（3）重度。

4.证候诊断

国家中医药管理局.中医病证诊断疗效标准（腰椎管狭窄症）（ZY/T001.1-94）［S］.南京：南京大学出版社，1994.

魏玉锁.中华钩活术治疗脊柱骨关节病及脊椎管狭窄症［M］.北京：中医古籍出版社，2013.

腰椎管狭窄症临床常见证型：

（1）痹证。

（2）痿证。

（3）外伤瘀血证。

（4）劳损瘀滞证。

（5）肝肾亏虚证。

（三）治疗方案的选择

王国强.基层中医药适宜技术手册［S］.北京：国家中医药管理局，2010.

王国强.中医医疗技术手册［S］.北京：国家中医药管理局，2013.

魏玉锁.中华钩活术治疗脊柱骨关节病及脊椎管狭窄症［M］.北京：中医古籍出版社，2013.

伊智雄.实用中医脊柱病学［M］.北京：人民卫生出版社，2002.

1.诊断明确，第一诊断为腰椎管狭窄症。

2.患者适合并接受钩活术治疗。

（四）标准住院治疗时间

5天≤住院时间≤20天（7～14天1次，2～3次为1个疗程）。

（五）进入路径标准

1.第一诊断必须符合腰痹病（TCD 编码：BNV263）；腰椎管狭窄症（ICD-10 编码：M48.005）。

2.进入本路径的最佳时点是轻度和中度腰椎管狭窄症。

3.进入本路径的最佳位点是根据症状和影像学检查综合判断对应的位点（椎体）。

4.入院当天进行钩活术治疗进入本路径。

5.患者同时并发其他疾病，但在治疗期间无须特殊处理，也不影响第一诊断的临床路径流程实施的情况下，可以进入本路径。本路径实施过程中，根据患者病情变化，在不影响或有利于第一诊断的临床路径流程进一步实施的情况下，钩活术酌情钩治其他部位，时间掌握在第一诊断疾病两次钩活术之间。

6.有以下情况者不能进入本路径：

（1）有明确手术指征者。

（2）合并腰椎结核或肿瘤者。

（3）体质较弱者，或者孕妇等。

（4）患有严重心脏病、高血压、肝肾疾病等病情未控制者。

（5）钩治部位体表皮肤破损、溃烂或皮肤病患者。

（6）有出血倾向的血液病患者。

（7）口服华法林时 INR 值＞2.5 或＜1.5。

（六）中医证候学观察

四诊合参，收集该病种不同证候的主症、次症、舌、脉特点，注意证候动态变化。

（七）入院检查项目

1. 必需的检查项目

（1）腰椎正侧位 X 线片。

（2）腰椎 MRI 或 CT。

（3）血、尿常规。

（4）传染病四项。

（5）凝血四项。

（6）血糖。

（7）肝、肾功能。

（8）心电图。

2. 可选择的检查项目　根据病情需要而定，如肌电图、抗链球菌溶血素 "O"、类风湿因子、C- 反应蛋白等。

（八）治疗方法

1. 钩活术技术

（1）痹证：辨证使用钩活术、钩活骨减压术、钩活外口软减术，操作步骤详见诊疗方案。

（2）痿证：辨证使用钩活术、钩活骨减压术、钩活外口软减术，操作步骤详见诊疗方案。

（3）外伤瘀血证：辨证使用钩活术、钩活骨减压术、钩活外口软减术，操作步骤详见诊疗方案。

（4）劳损瘀滞证：辨证使用钩活术、钩活骨减压术、钩活外口软减术，操作步骤详见诊疗方案。

（5）肝肾亏虚证：辨证使用钩活术、钩活外口软减术，，操作步骤详见诊疗方案。

2. 其他疗法

3. 围钩活术用药　　见附录4。

4. 护理　　辨证施护。

（九）出院标准

1.第一次钩活术治疗后，住院观察第5～7天时进行疗效评价，原有症状基本消失，下肢肌力正常，肢体功能明显好转或恢复正常，参照腰椎JOA评分≥75%，能应对日常生活和工作。

2.第二次钩活术治疗后，住院观察第1～2天时进行疗效评价，原有症状明显好转，下肢肌力好转，肢体功能明显好转，参照腰椎JOA评分≥75%，不影响日常生活和工作。

3.第三次钩活术治疗后，住院观察第2～3天时进行疗效评价，参照腰椎JOA评分，原有症状好转5%～10%或未见加重，准予出院。

4.无须住院治疗的并发症。

（十）有无变异及原因分析

1.病情加重，需要延长住院时间，增加住院费用，退出本路径。

2.合并有其他系统疾病者，住院期间病情加重，需要特殊处理，导致住院时间延长、费用增加，退出本路径。

3.治疗过程中发生了病情变化，出现严重并发症，退出本路径。

4.因患者及其家属意愿而影响本路径的执行，退出本路径。

二、腰椎管狭窄症临床路径住院表单

腰椎管狭窄症临床路径住院表单见表1-7-2。

表 1-7-2　腰椎管狭窄症临床路径住院表单

适用对象：腰椎管狭窄症（ICD-10 编码：M48.005）

患者姓名：_____　性别：_____　年龄：____　　　　住院号：_____

住院日期：____ 年 ____ 月 ____ 日　　　　　　　　　出院日期：____ 年 ____ 月 ____ 日

标准住院日：5 天 ≤ 住院时间 ≤ 20 天　　　　　　　　　实际住院日：_____ 天

时间	____ 年 ____ 月 ____ 日 （第 1 天）	____ 年 ____ 月 ____ 日 （第 2 天）	____ 年 ____ 月 ____ 日 （第 3 ~ 4 天）
主要诊疗工作	□询问病史、体格检查 □下医嘱，开出各项检查单 □完成入院记录、初步诊断 □初步拟订诊疗方案（住院） □实施各项实验室检查和影像学检查 □密切观察基础疾病，必要时请专科会诊	□完成上级医师查房，进一步明确诊断，指导治疗 □向家属交代病情和治疗注意事项，注意病情反弹	□上级医师查房，明确诊断 □根据患者病情变化及时调整治疗方案（住院）
重点医嘱	长期医嘱： □专科护理常规 □分级护理（Ⅱ级） □饮食调摄 □卧床休息 □疾病分期 □辨证分型 □常规输液 □中药汤剂辨证口服 □其他治疗方法 临时医嘱： □血、尿常规 □传染病四项 □凝血四项 □生化检查 □颈椎 X 线片、CT/MRI □心电图 □第一次钩活术技术 □四肢关节的钩活术治疗 □第一次钩活骨减压术 □钩活外口软减术 □对症治疗	长期医嘱： □专科护理常规 □分级护理（Ⅱ级） □饮食调摄 □卧床休息 □辨证分型 □中药汤剂辨证口服 □常规输液 □针灸 □其他治疗方法 临时医嘱： □必要时相关科室会诊 □对症治疗	长期医嘱： □专科护理常规 □分级护理（Ⅱ级） □饮食调摄 □卧床休息 □中药汤剂辨证口服 □常规输液 □针灸 □其他治疗方法 临时医嘱： □必要时复查异常项目 □必要时相关科室会诊 □对症治疗
护理工作	□入院介绍 □入院健康教育、饮食指导 □介绍检查前注意事项 □执行诊疗护理措施	□按医嘱完成护理操作、日常治疗 □完成常规生命体征监测 □指导功能锻炼	□按医嘱执行护理措施 □饮食指导 □安抚疏导、健康教育 □指导功能锻炼
病情变异记录	□无　□有，原因： 1. 2.	□无　□有，原因： 1. 2.	□无　□有，原因： 1. 2.

时间	___年___月___日 （第1天）	___年___月___日 （第2天）	___年___月___日 （第3～4天）
责任护士签名			
医师签名			

时间	___年___月___日 （第5～7天出院日）	___年___月___日 （第5～7天）	___年___月___日 （第8天）
主要诊疗工作	□疗效评估 □交代出院注意事项、复查日期、复发后及时复诊（为可复发疾病） □完成出院记录，通知出院 □制订康复计划，指导患者出院后功能锻炼 □开具出院诊断书	□根据患者病情变化及时调整治疗方案（住院） □上级医师查房，作出进一步的诊疗评估 □强调运动疗法及康复疗法的应用	□根据患者病情变化及时调整治疗方案（住院） □上级医师查房，作出进一步的诊疗评估，确定是否行第二次钩活术治疗 □强调运动疗法及康复疗法的应用
重点医嘱	□停止所有长期医嘱 临时医嘱： □开具出院医嘱 □出院带药	长期医嘱： □专科护理常规 □分级护理（Ⅱ级） □饮食调摄 □卧床休息 □中药汤剂辨证口服 □常规输液 □针灸 □其他治疗方法 临时医嘱： □其他部位的钩活术治疗 □必要时复查异常项目 □必要时相关科室会诊 □对症治疗	长期医嘱： □专科护理常规 □分级护理（Ⅱ级） □饮食调摄 □卧床休息 □中药汤剂辨证口服 □常规输液 □针灸 □其他治疗方法 临时医嘱： □第二次钩活术治疗 □四肢关节的钩活术治疗 □第二次钩活骨减压术 □必要时复查异常项目 □对症治疗
护理工作	□协助办理出院手续 □送患者出院 □交代出院后注意事项 □指导功能锻炼	□按照医嘱执行诊疗护理措施 □饮食指导 □安抚疏导、健康教育 □指导功能锻炼	□按照医嘱执行诊疗护理措施 □饮食指导 □安抚疏导、健康教育 □指导功能锻炼
病情变异记录	□无　□有，原因： 1. 2.	□无　□有，原因： 1. 2.	□无　□有，原因： 1. 2.
责任护士签名			

时间	＿＿＿年＿＿＿月＿＿＿日 （第 5 ~ 7 天出院日）	＿＿＿年＿＿＿月＿＿＿日 （第 5 ~ 7 天）	＿＿＿年＿＿＿月＿＿＿日 （第 8 天）
医师 签名			

时间	＿＿＿年＿＿＿月＿＿＿日 （第 9 ~ 11 天出院日）	＿＿＿年＿＿＿月＿＿＿日 （第 9 ~ 11 天）	＿＿＿年＿＿＿月＿＿＿日 （第 12 ~ 14 天）
主要诊疗工作	□疗效评估 □交代出院注意事项、复查日期、复发后及时复诊（为可复发疾病） □完成出院记录，通知出院 □制订康复计划，指导患者出院后功能锻炼 □开具出院诊断书	□根据患者病情变化及时调整治疗方案（住院） □上级医师查房，作出进一步的诊疗评估 □强调运动疗法及康复疗法的应用	□根据患者病情变化及时调整治疗方案（住院） □上级医师查房，作出进一步的诊疗评估 □强调运动疗法及康复疗法的应用
重点医嘱	□停止所有长期医嘱 临时医嘱： □开具出院医嘱 □出院带药	长期医嘱： □专科护理常规 □分级护理（Ⅱ级） □饮食调摄 □卧床休息 □中药汤剂辨证口服 □常规输液 □针灸 □其他治疗方法 临时医嘱： □其他部位的钩活术治疗 □必要时复查异常项目 □必要时相关科室会诊 □对症治疗	长期医嘱： □专科护理常规 □分级护理（Ⅱ级） □饮食调摄 □卧床休息 □中药汤剂辨证口服 □常规输液 □针灸 □其他治疗方法 临时医嘱： □必要时复查异常项目 □必要时相关科室会诊 □对症治疗
护理工作	□协助办理出院手续 □送患者出院 □交代出院后注意事项 □指导功能锻炼	□按照医嘱执行诊疗护理措施 □饮食指导 □安抚疏导、健康教育 □指导功能锻炼	□按照医嘱执行诊疗护理措施 □饮食指导 □安抚疏导、健康教育 □指导功能锻炼
病情变异记录	□无 □有，原因： 1. 2.	□无 □有，原因： 1. 2.	□无 □有，原因： 1. 2.
责任护士签名			
医师签名			

时间	___年___月___日 （第 15～16 天）	___年___月___日 （第 17～20 天 出院日）	
主要诊疗工作	□根据患者病情变化及时调整治疗方案（住院） □上级医师查房，作出进一步的诊疗评估，确定是否行第三次钩活术治疗 □强调运动疗法及康复疗法的应用	□疗效评估 □交代出院注意事项、复查日期、复发后及时复诊（为可复发疾病） □完成出院记录，通知出院 □制订康复计划，指导患者出院后功能锻炼 □开具出院诊断书	
重点医嘱	长期医嘱： □专科护理常规 □分级护理（Ⅱ级） □饮食调摄 □卧床休息 □中药汤剂辨证口服 □常规输液 □针灸 □其他治疗方法 临时医嘱： □第三次钩活术治疗 □四肢关节的钩活术治疗 □对症治疗 □必要时复查异常项目	□停止所有长期医嘱 临时医嘱： □开具出院医嘱 □出院带药	
护理工作	□按照医嘱执行诊疗护理措施 □饮食指导 □安抚疏导、健康教育 □指导功能锻炼	□协助办理出院手续 □送患者出院 □交代出院后注意事项 □指导功能锻炼	
病情变异记录	□无 □有，原因： 1. 2.	□无 □有，原因： 1. 2.	
责任护士签名			
医师签名			

第八节　腰痛病（退变性腰椎滑脱症）诊疗方案和临床路径

腰痛病（退变性腰椎滑脱症）诊疗方案

一、诊断

（一）疾病诊断

1. 中医诊断标准

伊智雄.实用中医脊柱病学［M］.北京：人民卫生出版社，2002.

中华中医药学会整脊分会.中医整脊常见病诊疗指南［M］.北京：中国中医药出版社，2012.

国家中医药管理局医政司.24个专业105个病种中医诊疗方案（试行）［S］.北京：国家中医药管理局，2011.

（1）常见于中老年人，女性居多。

（2）慢性腰痛史，常为酸痛、胀痛或有沉重感，久坐、久站后症状明显，躺下休息后减轻，可有双下肢麻痹、酸痛无力，或大小便障碍。

2. 西医诊断标准　参照魏玉锁著.中华钩活术治疗脊柱骨关节病及脊椎管狭窄症［M］.北京：中医古籍出版社，2013.06.

（1）主要有慢性腰痛史。

（2）常有酸胀、沉重、乏力感，时轻时重，同一姿势不能持久。

（3）神经根受压时可下肢痛，疼痛可放射至小腿，出现牵拉、灼痛、麻木、刺痛等感觉。

（4）腰腿痛，间歇性跛行，可伴马尾神经症状。

（5）查体可见腰部正中处呈"阶梯"样改变，直腿抬高试验多为阴性。

（6）X线检查：该病的诊断关键是X线片，受累平面常为腰4至腰5椎体，有时两个平面可同时受累。

（7）排除其他病。

（二）影像学分度

伊智雄.实用中医脊柱病学［M］.北京：人民卫生出版社，2002.

魏玉锁.中华钩活术治疗脊柱骨关节病及脊椎管狭窄症［M］.北京：中医古籍出版社，2013.

X线侧位片可显示椎体移位程度，常用的测量方法为（迈尔丁法Meyerding）法，此法方便，因而最常用。受累节段常为腰4至腰5椎体，有时两个平面可同时受累，有时伴有腰椎间盘退行性变，表现为椎间隙狭窄、软骨板硬化或椎体骨赘形成。退变性腰椎滑脱时椎体、椎弓未分开，因而前后径距离不变。正常的第 5 腰椎与第 1 骶椎构成一条连续线。Meyerding 将骶骨上关节分为四等份，根据第 5 腰椎在骶骨上向前移位程度，将退变性腰椎滑脱分为四度，但退变性腰椎滑脱一般不超过Ⅱ度。

Meyerding 法：将骶骨上面矢状径划分为四等份，共分四度。

Ⅰ度：椎体后缘向前移位＜ 1/4。

Ⅱ度：1/4 ≤移位＜ 2/4。

Ⅲ度：2/4 ≤移位＜ 3/4。

Ⅳ度：移位≥ 3/4。

（三）证候诊断

伊智雄 . 实用中医脊柱病学［M］. 北京：人民卫生出版社，2002.

国家中医药管理局医政司 .24 个专业 105 个病种中医诊疗方案（试行）［S］. 北京：国家中医药管理局，2011.

魏玉锁 . 中华钩活术治疗脊柱骨关节病及脊椎管狭窄症［M］. 北京：中医古籍出版社，2013.

1. 气血亏虚证　腰痛，疼痛绵绵，不耐久坐，下肢麻木，面色少华，神疲无力，舌淡苔少，脉细弱。

2. 肝肾亏虚证　腰及下肢隐痛，其痛绵绵，时断时续，病程长或麻木、冷凉，间歇性跛行，心烦失眠，口苦咽干，舌红少津或四肢不温，形寒畏冷，舌淡，脉虚弱。

3. 劳损瘀滞证　腰及下肢酸胀，间歇性跛行，活动或劳累后加重，休息后减轻，有或无二便障碍。舌淡，脉虚弱。

4. 跌仆闪挫证　跌仆损伤史，腰及下肢刺痛，痛处固定，拒按，舌紫暗，苔腻，脉涩。

二、治疗方案

王国强 . 基层中医药适宜技术手册［S］. 北京：国家中医药管理局，2010.

王国强 . 中医医疗技术手册［S］. 北京：国家中医药管理局，2013.

魏玉锁 . 中华钩活术治疗脊柱骨关节病及脊椎管狭窄症［M］. 北京：中医古籍出版社，2013.

（一）钩活术技术

通过相关的各种检查，结果符合退变性腰椎滑脱症的诊断，排除禁忌证且未发现由其他疾病引起的相关症状，综合辨证分析后确定所选穴位点。

1. 钩活术

主穴：根据影像学检查和退变性腰椎滑脱症的特点选择相应新夹脊穴穴位组合（见附录 3 选穴公式）。

配穴：循经取穴、神经走行路线取穴、运动医学应力方向取穴。

操作：操作步骤详见总则。

2. 钩活骨减压术　根据具体症状辨证取穴（附录2），操作步骤详见总则。

3. 钩活外口软减术　根据具体症状，结合影像学表现确定责任节段，选取相应椎间孔外口进针点，操作步骤详见总则。

（二）其他疗法

针灸、理疗等。

（三）围钩活术用药

常规脱水、抗凝、营养神经、活血化瘀（辨证论治的中药或中成药）、抗炎止痛、对症治疗药物。

（四）护理

1. 告知患者应以卧床休息为主（硬板床），卧床期间在床上可随意翻身和活动，以最舒适的姿势为佳。

2. 48小时后根据病情可下床适当活动，但不要久坐、久站和下蹲，如需大便，一定要在高位大便椅上解便，解便后提裤时一定要缓慢用力。

3. 饮食的位置以舒适位最佳。

4. 术后4天去除敷料，局部保持干燥。

5. 加强腰背肌功能锻炼，注意持之以恒。

6. 佩戴腰围至少1～2个月，白天使用，夜晚去掉。

7. 糖尿病、冠心病、高血压病史者及老年患者，在钩活术治疗期间个体化常规用药。

8. 向患者讲解治疗注意事项，以配合医生做好治疗。

9. 做好心理护理，介绍相关知识，讲解情绪对疾病的影响，使患者保持愉快的心情，建立战胜腰腿痛的信心。

10. 建立良好的生活方式，生活规律，多卧床休息，注意保暖。

11. 退变性腰椎滑脱症病程长、恢复慢，患者应树立战胜疾病的决心和信心，保持愉快的心情，用积极乐观的人生态度对待疾病。

三、疗效评价

（一）评价标准

参照腰椎JOA腰腿痛评分系统进行疗效评价，治疗改善率=［（治疗后评分－治疗前评分）÷（满分29－治疗前评分）］×100%。

临床控制：腰部酸痛、沉重、乏力症状消失，神经根受压及间歇性跛行等症状消失，恢复正常工作。改善率≥ 75%。

显效：腰部酸痛、沉重、乏力症状消失，神经根受压症状消失，间歇性跛行距离增至 1000m，恢复部分工作。50% ≤改善率< 75%。

有效：腰部酸痛、沉重、乏力症状减轻，神经根受压症状减轻，间歇性跛行距离较治疗前延长的距离不等，恢复部分生活能力。25% ≤改善率< 50%。

无效：腰部酸痛、沉重、乏力，神经根受压及间歇性跛行等症状无改善，或者加重。改善率< 25%。

（二）评价方法

评价方法见表 1-8-1

表 1-8-1　评价方法

评分项目		评 分	结果
下腰痛			
1	无	3	
2	偶尔轻度疼痛	2	
3	经常轻度或偶尔严重疼痛	1	
4	经常或持续严重疼痛	0	
腿部疼痛和 / 或麻木感			
1	无	3	
2	偶尔轻度疼痛	2	
3	经常轻度或偶尔严重疼痛	1	
4	经常或者持续严重疼痛	0	
步态			
1	正常	3	
2	尽管出现酸痛、沉重或无力，行走仍能超过 500m	2	
3	由于出现酸痛、沉重或无力，行走不能超过 500m	1	
4	由于出现酸痛、沉重或无力，行走不能超过 100m	0	
直腿抬高试验			
1	阴性	2	
2	30° ~ 70°	1	
3	小于 30°	0	
感觉障碍			
1	无	2	
2	轻度障碍（非主观）	1	

续表

评分项目			评 分	结果
3	明显力弱		0	
运动障碍				
1	正常（肌力 5 级）		2	
2	轻度力弱（肌力 4 级）		1	
3	明显力弱（肌力 0～3 级）		0	
膀胱功能				
1	正常		0	
2	轻度排尿困难		−3	
3	严重排尿困难（尿失禁或者尿潴留）		−6	
项目	严重受限	中等受限	无受限	
1	卧床翻身	0	1	2	
2	站立	0	1	2	
3	洗澡	0	1	2	
4	弯腰	0	1	2	
5	坐（约 1 小时）	0	1	2	
6	举或拿物	0	1	2	
7	行走	0	1	2	
总 分				

四、随访

出院后 15 天、3 个月、1 年随访，随访时疗效评价同上。

腰痛病（退变性腰椎滑脱症）临床路径

路径说明：本路径适用于中医诊断为腰痛病、西医诊断为退变性腰椎滑脱症的住院患者。

一、退变性腰椎滑脱症临床路径标准住院流程

（一）适用对象

中医诊断：第一诊断腰痛病（TCD 编码：BNS150）。

西医诊断：退变性腰椎滑脱症（ICD-10 编码：M43.006）。

（二）诊断依据

1.疾病诊断

（1）中医诊断标准

伊智雄.实用中医脊柱病学［M］.北京：人民卫生出版社，2002.

中华中医药学会整脊分会.中医整脊常见病诊疗指南［M］.北京：中国中医药出版社，2012.

国家中医药管理局医政司.24个专业105个病种中医诊疗方案（试行）［S］.北京：国家中医药管理局，2011.

（2）西医诊断标准

魏玉锁.中华钩活术治疗脊柱骨关节病及脊椎管狭窄症［M］.北京：中医古籍出版社，2013.

2.影像学分度

伊智雄.实用中医脊柱病学［M］.北京：人民卫生出版社，2002.

魏玉锁.中华钩活术治疗脊柱骨关节病及脊椎管狭窄症［M］.北京：中医古籍出版社，2013.

（1）Ⅰ度。

（2）Ⅱ度。

（3）Ⅲ度。

（4）Ⅳ度。

3.证候诊断

伊智雄.实用中医脊柱病学［M］.北京：人民卫生出版社，2002.

国家中医药管理局医政司.24个专业105个病种中医诊疗方案（试行）［S］.北京：国家中医药管理局，2011.

魏玉锁.中华钩活术治疗脊柱骨关节病及脊椎管狭窄症［M］.北京：中医古籍出版社，2013.

退变性腰椎滑脱症临床常见证型：

（1）气血亏虚证。

（2）肝肾亏虚证。

（3）劳损瘀滞证。

（4）跌仆闪挫证。

（三）治疗方案的选择

王国强.基层中医药适宜技术手册［S］.北京：国家中医药管理局，2010.

王国强.中医医疗技术手册［S］.北京：国家中医药管理局，2013.

魏玉锁.中华钩活术治疗脊柱骨关节病及脊椎管狭窄症［M］.北京：中医古籍出

版社，2013.

1.诊断明确，第一诊断为退变性腰椎滑脱症。

2.患者适合并接受钩活术治疗。

（四）标准住院治疗时间

5天≤住院时间≤20天（7～14天1次，2～3次为1个疗程）。

（五）进入路径标准

1.第一诊断必须符合腰痛病（TCD编码：BNS150）、退变性腰椎滑脱症（ICD-10编码：M43.006）。

2.进入本路径的最佳时点是Ⅰ度或Ⅱ度退变性腰椎滑脱症阶段。

3.进入本路径的最佳位点是根据症状和影像学检查综合判断对应的位点（椎体）。

4.入院当天进行钩活术治疗进入本路径。

5.患者同时并发其他疾病，但在治疗期间无须特殊处理，也不影响第一诊断的临床路径流程实施的情况下，可以进入本路径。本路径实施过程中，根据患者病情变化，在不影响或有利于第一诊断的临床路径流程进一步实施的情况下，钩活术酌情钩治其他部位，时间掌握在第一诊断疾病两次钩活术之间。

6.有以下情况者不能进入本路径：

（1）有明确手术指征或腰椎滑脱Ⅲ度以上者。

（2）合并腰椎结核或肿瘤者。

（3）体质较弱，或者孕妇等。

（4）患有严重心脏病、高血压、肝肾疾病等病情未控制者。

（5）钩治部位体表皮肤破损、溃烂或皮肤病患者。

（6）有出血倾向的血液病患者。

（7）口服华法林时INR值＞2.5或＜1.5。

（六）中医证候学观察

四诊合参，收集该病种不同证候的主症、次症、舌、脉特点，注意证候动态变化。

（七）入院检查项目

1.必需的检查项目

（1）腰椎正侧位、双斜位X线片。

（2）血、尿常规。

（3）传染病四项。

（4）凝血四项。

（5）血糖。

（6）肝、肾功能。

（7）心电图。

2. 可选择的检查项目 根据病情需要而定，如腰椎 MRI 或 CT、肌电图、抗链球菌溶血素"O"、类风湿因子、C- 反应蛋白等。

（八）治疗方法

1. 钩活术技术

（1）气血亏虚证：辨证使用钩活术和（或）钩活外口软减术，操作步骤详见诊疗方案。

（2）肝肾亏虚证：辨证使用钩活术和（或）钩活外口软减术，操作步骤详见诊疗方案。

（3）劳损瘀滞证：辨证使用钩活术、钩活骨减压术、钩活外口软减术，操作步骤详见诊疗方案。

（4）跌仆闪挫证：辨证使用钩活术、钩活骨减压术、钩活外口软减术，操作步骤详见诊疗方案。

2. 其他疗法 见相关内容。

3. 围钩活术用药 见附录4。

4. 护理 辨证施护。

（九）出院标准

1. 第一次钩活术治疗后，住院观察第 5 ~ 7 天时进行疗效评价，原有症状基本消失，下肢肌力正常，肢体功能明显好转或恢复正常，参照腰椎 JOA 评分 ≥ 75%，能自理日常生活和工作。

2. 第二次钩活术治疗后，住院观察第 1 ~ 2 天时进行疗效评价，原有症状明显好转，下肢肌力好转，肢体功能明显好转，参照腰椎 JOA 评分 ≥ 75%，不影响日常生活和工作。

3. 第三次钩活术治疗后，住院观察第 2 ~ 3 天时进行疗效评价，参照腰椎 JOA 评分，原有症状好转 5% ~ 10% 或未见加重，准予出院。

4. 无须住院治疗的并发症。

（十）有无变异及原因分析

1. 病情加重，需要延长住院时间，增加住院费用，退出本路径。

2. 合并其他系统疾病者，住院期间病情加重，需要特殊处理，导致住院时间延长、费用增加，退出本路径。

3. 治疗过程中病情发生了变化，出现严重并发症，退出本路径。

4. 因患者及其家属意愿而影响本路径的执行，退出本路径。

二、退变性腰椎滑脱症临床路径住院表单

退变性腰椎滑脱症临床路径住院表单见表1-8-2。

表1-8-2 退变性腰椎滑脱症临床路径住院表单

适用对象：退变性腰椎滑脱症（ICD-10编码：M43.006）

患者姓名：_____ 性别：_____ 年龄：____ 　　住院号：_____

住院日期：___年___月___日 　　　　　　出院日期：____年____月___日

标准住院日：5天≤住院时间≤20天 　　　　实际住院日：_____天

时间	___年___月___日 （第1天）	___年___月___日 （第2天）	___年___月___日 （第3～4天）
主要诊疗工作	□询问病史、体格检查 □下医嘱，开出各项检查单 □完成入院记录，初步诊断 □初步拟定诊疗方案（住院） □实施各项实验室检查和影像学检查 □密切观察基础疾病，必要时请专科会诊	□完成上级医师查房，进一步明确诊断，指导治疗 □向家属交代病情和治疗注意事项，注意病情反弹	□上级医师查房，明确诊断 □根据患者病情变化及时调整治疗方案（住院）
重点医嘱	长期医嘱： □专科护理常规 □分级护理（Ⅱ级） □饮食调摄 □卧床休息 □疾病分期 □辨证分型 □常规输液 □中药汤剂辨证口服 □其他治疗方法 临时医嘱： □血、尿常规 □传染病四项 □凝血四项 □生化检查 □颈椎X线片、CT/MRI □心电图 □第一次钩活术治疗 □四肢关节的钩活术治疗 □第一次钩活骨减压术 □钩活外口软减术 □对症治疗	长期医嘱： □专科护理常规 □分级护理（Ⅱ级） □饮食调摄 □卧床休息 □辨证分型 □中药汤剂辨证口服 □常规输液 □针灸 □其他治疗方法 临时医嘱： □必要时相关科室会诊 □对症治疗	长期医嘱： □专科护理常规 □分级护理（Ⅱ级） □饮食调摄 □卧床休息 □中药汤剂辨证口服 □常规输液 □针灸 □其他治疗方法 临时医嘱： □必要时复查异常项目 □必要时相关科室会诊 □对症治疗
护理工作	□入院介绍 □入院健康教育、饮食指导 □介绍检查前注意事项 □执行诊疗护理措施	□按医嘱完成护理操作、日常治疗 □完成常规生命体征监测 □指导功能锻炼	□按医嘱执行护理措施 □饮食指导 □安抚疏导、健康教育 □指导功能锻炼

时间	___年___月___日 （第1天）	___年___月___日 （第2天）	___年___月___日 （第3～4天）
病情 变异 记录	□无　□有，原因： 1. 2.	□无　□有，原因： 1. 2.	□无　□有，原因： 1. 2.
责任 护士 签名			
医师 签名			

时间	___年___月___日 （第5～7天出院日）	___年___月___日 （第5～7天）	___年___月___日 （第8天）
主要诊疗工作	□疗效评估 □交代出院注意事项、复查日期、复发后及时复诊（为可复发疾病） □完成出院记录，通知出院 □制订康复计划，指导患者出院后功能锻炼 □开具出院诊断书	□根据患者病情变化及时调整治疗方案（住院） □上级医师查房，作出进一步的诊疗评估 □强调运动疗法及康复疗法的应用	□根据患者病情变化及时调整治疗方案（住院） □上级医师查房，作出进一步的诊疗评估，确定是否行第二次钩活术治疗 □强调运动疗法及康复疗法的应用
重点医嘱	□停止所有长期医嘱 临时医嘱： □开具出院医嘱 □出院带药	长期医嘱： □专科护理常规 □分级护理（Ⅱ级） □饮食调摄 □卧床休息 □中药汤剂辨证口服 □常规输液 □针灸 □其他治疗方法 临时医嘱： □其他部位的钩活术治疗 □必要时复查异常项目 □必要时相关科室会诊 □对症治疗	长期医嘱： □专科护理常规 □分级护理（Ⅱ级） □饮食调摄 □卧床休息 □中药汤剂辨证口服 □常规输液 □针灸 □其他治疗方法 临时医嘱： □第2次钩活术治疗 □四肢关节的钩活术治疗 □第二次钩活骨减压术 □必要时复查异常项目 □对症治疗
护理工作	□协助办理出院手续 □送患者出院 □交代出院后注意事项 □指导功能锻炼	□按照医嘱执行诊疗护理措施 □饮食指导 □安抚疏导、健康教育 □指导功能锻炼	□按照医嘱执行诊疗护理措施 □饮食指导 □安抚疏导、健康教育 □指导功能锻炼
病情 变异 记录	□无　□有，原因： 1. 2.	□无　□有，原因： 1. 2.	□无　□有，原因： 1. 2.

续表

时间	___年___月___日 （第 5 ~ 7 天出院日）	___年___月___日 （第 5 ~ 7 天）	___年___月___日 （第 8 天）
责任 护士 签名			
医师 签名			

时间	___年___月___日 （第 9 ~ 11 天出院日）	___年___月___日 （第 9 ~ 11 天）	___年___月___日 （第 12 ~ 14 天）
主要诊疗工作	□疗效评估 □交代出院注意事项、复查日期、复发后及时复诊（为可复发疾病） □完成出院记录，通知出院 □制订康复计划，指导患者出院后功能锻炼 □开具出院诊断书	□根据患者病情变化及时调整治疗方案（住院） □上级医师查房，作出进一步的诊疗评估 □强调运动疗法及康复疗法的应用	□根据患者病情变化及时调整治疗方案（住院） □上级医师查房，作出进一步的诊疗评估 □强调运动疗法及康复疗法的应用
重点医嘱	□停止所有长期医嘱 临时医嘱： □开具出院医嘱 □出院带药	长期医嘱： □专科护理常规 □分级护理（Ⅱ级） □饮食调摄 □卧床休息 □中药汤剂辨证口服 □常规输液 □针灸 □其他治疗方法 临时医嘱： □其他部位的钩活术治疗 □必要时复查异常项目 □必要时相关科室会诊 □对症治疗	长期医嘱： □专科护理常规 □分级护理（Ⅱ级） □饮食调摄 □卧床休息 □中药汤剂辨证口服 □常规输液 □针灸 □其他治疗方法 临时医嘱： □必要时复查异常项目 □必要时相关科室会诊 □对症治疗
护理工作	□协助办理出院手续 □送患者出院 □交代出院后注意事项 □指导功能锻炼	□按照医嘱执行诊疗护理措施 □饮食指导 □安抚疏导、健康教育 □指导功能锻炼	□按照医嘱执行诊疗护理措施 □饮食指导 □安抚疏导、健康教育 □指导功能锻炼
病情变异记录	□无　□有，原因： 1. 2.	□无　□有，原因： 1. 2.	□无　□有，原因： 1. 2.
责任 护士 签名			
医师 签名			

时间	___ 年 ___ 月 ___ 日 （第 15 ~ 16 天）	___ 年 ___ 月 ___ 日 （第 17 ~ 20 天 出院日）	
主要诊疗工作	□根据患者病情变化及时调整治疗方案（住院） □上级医师查房，作出进一步的诊疗评估，确定是否行第三次钩活术治疗 □强调运动疗法及康复疗法的应用	□疗效评估 □交代出院注意事项、复查日期、复发后及时复诊（为可复发疾病） □完成出院记录，通知出院 □制订康复计划，指导患者出院后功能锻炼 □开具出院诊断书	
重点医嘱	长期医嘱： □专科护理常规 □分级护理（Ⅱ级） □饮食调摄 □卧床休息 □中药汤剂辨证口服 □常规输液 □针灸 □其他治疗方法 临时医嘱： □第三次钩活术治疗 □四肢关节的钩活术治疗 □对症治疗 □必要时复查异常项目	□停止所有长期医嘱 临时医嘱： □开具出院医嘱 □出院带药	
护理工作	□按照医嘱执行诊疗护理措施 □饮食指导 □安抚疏导、健康教育 □指导功能锻炼	□协助办理出院手续 □送患者出院 □交代出院后注意事项 □指导功能锻炼	
病情变异记录	□无 □有，原因： 1. 2.	□无 □有，原因： 1. 2.	
责任护士签名			
医师签名			

【按语】

本路径腰椎病的优势病种：腰椎间盘突出症、腰椎管狭窄症、退变性腰椎滑脱症。临床除了根据不同证型，使用不同钩法外，还需依据腰椎管狭窄症根据狭窄范围（单椎节、多椎节）和狭窄程度不同（轻度、中度）选择钩法，钩法有双软、深双软、重深软之分；退变性腰椎滑脱症根据滑脱程度不同（Ⅰ度、Ⅱ度）选择对应钩法，钩法也有双软、深双软、重深软之分。

第九节　膝痹病（膝关节骨性关节炎）诊疗方案和临床路径

膝痹病（膝关节骨性关节炎）诊疗方案

一、诊断

（一）疾病诊断

参照卫生部《中药新药临床研究指导原则》标准。

魏玉锁.中医特定医疗条件下的适宜微创技术钩活术技术诊疗方案（3个优势病种）[M].北京：中医古籍出版社，2016.

1. 中医诊断标准

（1）初起膝关节隐隐作痛，屈伸不利，轻微活动后稍稍缓解，随气候变化加重，缠绵不愈。

（2）起病隐袭，进展缓慢，常见于中老年人。

（3）膝部可见轻度肿胀，活动时关节常有"咔嚓"声和摩擦声。

（4）X线检查可见骨质疏松，关节间隙变窄，软骨下骨质硬化，边缘唇样改变，骨赘形成。

2. 西医诊断标准

陈百成，张静.骨关节炎[M].北京：人民卫生出版社，2004.

魏玉锁.中华钩活术治疗四肢关节病[M].北京：中医古籍出版社，2016.

（1）发病前1个月大多数时间内有膝痛。

（2）骨赘形成。

（3）关节液检查符合骨性关节炎（OA）。

（4）年龄＞40岁。

（5）晨僵＜30分钟。

（6）有骨摩擦音。

满足（1）+（2）条或（1）+（3）+（5）+（6）条或（1）+（4）+（5）+（6）条者，可诊断为膝关节骨性关节炎。

（二）疾病分度

陈百成，张静.骨关节炎[M].北京：人民卫生出版社，2004.

魏玉锁.中华钩活术治疗四肢关节病[M].北京：中医古籍出版社，2016.

轻度：1～4分。

中度：5～7分。

重度：8～14分。

米歇尔·勒奎森（Michel Lequesen）推荐的膝关节骨性关节炎严重性判断方法（表 1-9-1）：

表 1-9-1 膝关节骨性关节炎严重性指数（ISOA）

疼痛或不适		分数
夜间卧床时	无或轻微	0
	仅运动或某姿势时	1
	不动时	2
起床后晨僵或进展性疼痛	<1 分钟	0
	1～15 分钟	1
	＞15 分钟	2
站立 30 分钟后		0 或 1
行走时	无	0
	仅在行走一段路以后	1
	开始行走时，且越来越重	2
坐起不用手帮忙时最大步行距离（可能步行时痛）		0 或 1
无限		0
≥1km，但有限		1
约 1km（约 15 分钟）		2
500～900m（8～15 分钟）		3
300～500m		4
100～300m		5
＜100m		6
需一手杖或拐杖		6
需双手杖或拄拐杖		2
日常活动上楼梯、下楼梯		0～2
下蹲或下跪		0～2
走不平的路		0～2
总分		

注：此表为膝关节骨性关节炎严重性指数计算法，按所列各项打分，计算总分，8～12 分者可考虑人工关节置换。

（三）放射学诊断标准

魏玉锁.中华钩活术治疗四肢关节病［M］.北京：中医古籍出版社，2016.

在流行病学的研究中，大多数学者仍然使用 Kellgren 和 Lawrecne 的放射学诊断标准。该标准将骨关节炎分为五级：

0级：正常。

Ⅰ级：关节间隙可疑变窄，可能有骨赘。

Ⅱ级：有明显的骨赘，关节间隙轻度变窄。

Ⅲ级：中等量骨赘，关节间隙变窄较明确，软骨下骨质轻度硬化改变，范围较小。

Ⅳ级：大量骨赘形成，可波及软骨面，关节间隙明显变窄，硬化改变极为明显，关节肥大及明显畸形。

这一标准属于放射学评价，而且对骨赘的作用强调较多，此标准仍存在较大的争议。

（四）证候诊断

魏玉锁.中华钩活术治疗四肢关节病［M］.北京：中医古籍出版社，2016.

1.风寒湿痹证 关节疼痛，遇冷加重，遇热缓解，与天气变化有关，晨僵，关节活动不利。舌淡，脉细数。

2.风热湿痹证 关节疼痛剧烈，局部灼热感或关节肿大，关节活动不利。舌红，脉细数。

3.瘀血阻滞证 关节疼痛剧烈，呈针刺、刀割样，痛处固定，常在夜间加剧，关节活动不利。舌质紫暗或见瘀斑、瘀点，脉细涩。

4.肝肾亏虚证 关节疼痛，腰膝酸软，屈伸不利。偏阳虚者，畏寒肢冷，遇寒痛剧，得温痛减，舌淡，苔薄白，脉沉细；偏阴虚者，五心烦热，失眠多梦，咽干口燥，舌红，少苔，脉细数。

5.气血两虚证 关节绵绵作痛，屈伸不利，面色少华，神疲无力。舌淡，苔少，脉细弱。

二、治疗方案

王国强.基层中医药适宜技术手册［S］.北京：国家中医药管理局，2010.

王国强.中医医疗技术手册［S］.北京：国家中医药管理局，2013.

魏玉锁.中华钩活术治疗四肢关节病［M］.北京：中医古籍出版社，2016.

（一）钩活术技术

通过相关的各种检查，结果符合膝关节骨性关节炎的诊断，排除禁忌证且未发现由其他疾病引起的相关症状，综合辨证分析后确定所选穴位点。

1.钩活术

选穴：根据影像学检查的结果及临床症状，确定病位，准确选取穴位（附录2）。

操作：操作步骤详见总则。

2.钩活骨减压术 根据具体症状辨证取穴（附录2），操作步骤详见总则。

（二）其他疗法

针灸、理疗、手法、牵引等。

（三）围钩活术用药

常规脱水、抗凝、营养神经、活血化瘀（辨证论治的中药或中成药）、抗炎止痛、对症治疗药物。

（四）护理

1. 适当休息，疼痛严重者卧床休息，症状减轻后适当进行活动。
2. 避免过多的步行和上下楼梯。
3. 骑自行车代替走路。
4. 治疗期间在床上进行功能位锻炼，每日 2 次。
5. 注意关节的保暖，如药物、护膝。
6. 术后 4 天去除敷料，局部保持干燥。
7. 饮食宜清淡易消化，忌生冷、发物及煎炸食品。
8. 帮助患者树立战胜疾病的信心。患者应保持愉快的心情，用积极乐观的人生态度对待疾病。
9. 糖尿病、冠心病、高血压病史者及老年患者，在钩活术治疗期间个体化常规用药。

三、疗效评价

（一）评价标准

国家中医药管理局 . 中医病证诊断疗效标准（ZY/T001.1-94）[S] . 南京：南京大学出版社，1994.

结合 WOMAC 量表。疗效指数 =（治疗前 WOMAC 积分 – 治疗后 WOMAC 积分）/治疗前 WOMAC 积分 ×100%。

治愈：膝部无疼痛，活动无不适，局部压痛消失，髌骨研磨试验阴性。治疗后疗效指数＞90%。

好转：上下楼梯及半蹲时轻度疼痛，局部压痛明显减轻，髌骨研磨试验（±）。能参加正常活动和工作，或症状较前改善，30%＜疗效指数≤90%。

未愈：症状无改善，"软腿"及"交锁征"加重，X 线检查发现髌骨周围及软骨下有骨刺形成，关节间隙狭窄，关节边缘及关节内结构尖锐、边缘骨刺形成。疗效指数≤30%。

（二）评价方法

采用国家公认的西安大略大学和麦克马斯特大学骨关节炎指数可视化量表

（WOMAC 指数）进行关节指数评分判定。

WOMAC 问卷见表 1-9-2。

表 1-9-2　WOMAC 问卷

WOMAC 问卷（在患者了解以下说明后自行填写）
患者须知

三个部分的问题将用以下格式提出。您需要在标尺上画"√"表示疼痛程度，0 表示无疼痛，5 表示极度疼痛。

举例：

一、如果您把"√"画在直线的左端（如图下所示），即表示您无疼痛感。

无疼痛感 ┠─√─┼───┼───┼───┼───┨ 极度疼痛
　　　　0　　1　　2　　3　　4　　5

二、如果您把"√"画在直线的右端（如图下所示），即表示您有极度疼痛感。

无疼痛感 ┠───┼───┼───┼──√┼───┨ 极度疼痛
　　　　0　　1　　2　　3　　4　　5

三、请注意

a）您把"√"越向右画，即表示您感到的疼痛越强烈。

b）您把"√"越向左画，即表示您感到的疼痛越微弱。

c）请不要把"√"画在线的两端之外。

d）评价共 5 分，医生根据患者评价情况填入表内。

请您在这种标尺线上表明您在过去 48 小时内感觉到的疼痛程度、僵硬程度，或行动障碍的程度。

当回答调查表上的问题时，请把您感觉到的、由您的膝（研究关节）所患关节炎引起的疼痛、僵硬和身体行动障碍的严重程度表示出来。

您的医生已经选择了您的研究关节，如果您确定不了哪一处才是您的研究关节，请在填写本调查表以前询问清楚。

项目	WOMAC 问卷（总得分：_____分）	分值
疼　痛	在标尺上打一个"√"作出回答	
（1）在平坦的路上行走	无疼痛感 ┠──┼──┼──┼──┼──┨ 极度疼痛　0 1 2 3 4 5	
（2）上楼梯或下楼梯	无疼痛感 ┠──┼──┼──┼──┼──┨ 极度疼痛　0 1 2 3 4 5	
（3）晚上在床上影响您睡觉的疼痛	无疼痛感 ┠──┼──┼──┼──┼──┨ 极度疼痛　0 1 2 3 4 5	
（4）坐着或躺着	无疼痛感 ┠──┼──┼──┼──┼──┨ 极度疼痛　0 1 2 3 4 5	
（5）挺直身体站着	无疼痛感 ┠──┼──┼──┼──┼──┨ 极度疼痛　0 1 2 3 4 5	
僵　硬	在标尺上打一个"√"作出回答	
（6）您的僵硬状况在早晨刚醒来时有多严重	无疼痛感 ┠──┼──┼──┼──┼──┨ 极度疼痛　0 1 2 3 4 5	
（7）您的僵硬状况在坐、卧或休息之后有多严重	无疼痛感 ┠──┼──┼──┼──┼──┨ 极度疼痛　0 1 2 3 4 5	

进行日常活动的程序	在标尺上打一个"√"作出回答	
（8）下楼梯	无疼痛感 ├─┼─┼─┼─┼─┤ 极度疼痛 0 1 2 3 4 5	
（9）上楼梯	无疼痛感 ├─┼─┼─┼─┼─┤ 极度疼痛 0 1 2 3 4 5	
（10）由坐着站起来	无疼痛感 ├─┼─┼─┼─┼─┤ 极度疼痛 0 1 2 3 4 5	
（11）站着	无疼痛感 ├─┼─┼─┼─┼─┤ 极度疼痛 0 1 2 3 4 5	
（12）向地面弯腰	无疼痛感 ├─┼─┼─┼─┼─┤ 极度疼痛 0 1 2 3 4 5	
（13）在平坦的地面上行走	无疼痛感 ├─┼─┼─┼─┼─┤ 极度疼痛 0 1 2 3 4 5	
进行日常活动的难度	在标尺上打一个"√"作出回答	
（14）进出轿车或上下公交车	无疼痛感 ├─┼─┼─┼─┼─┤ 极度疼痛 0 1 2 3 4 5	
（15）出门购物	无疼痛感 ├─┼─┼─┼─┼─┤ 极度疼痛 0 1 2 3 4 5	
（16）穿上您的短袜或长袜	无疼痛感 ├─┼─┼─┼─┼─┤ 极度疼痛 0 1 2 3 4 5	
（17）从床上站起来	无疼痛感 ├─┼─┼─┼─┼─┤ 极度疼痛 0 1 2 3 4 5	
（18）脱掉您的短袜或长袜	无疼痛感 ├─┼─┼─┼─┼─┤ 极度疼痛 0 1 2 3 4 5	
（19）躺在床上	无疼痛感 ├─┼─┼─┼─┼─┤ 极度疼痛 0 1 2 3 4 5	
（20）走出浴缸	无疼痛感 ├─┼─┼─┼─┼─┤ 极度疼痛 0 1 2 3 4 5	
（21）坐着的时候	无疼痛感 ├─┼─┼─┼─┼─┤ 极度疼痛 0 1 2 3 4 5	
（22）坐到马桶上或从马桶上站起来	无疼痛感 ├─┼─┼─┼─┼─┤ 极度疼痛 0 1 2 3 4 5	
（23）做繁重的家务活	无疼痛感 ├─┼─┼─┼─┼─┤ 极度疼痛 0 1 2 3 4 5	
（24）做轻松的家务活	无疼痛感 ├─┼─┼─┼─┼─┤ 极度疼痛 0 1 2 3 4 5	

四、随访

出院后 15 天、3 个月、1 年随访，随访时疗效评价同上。

膝痹病（膝关节骨性关节炎）临床路径

路径说明：本路径适用于中医诊断为膝痹病、西医诊断为膝关节骨性关节炎的住院患者。

一、膝关节骨性关节炎临床路径标准住院流程

（一）适用对象

中医诊断：第一诊断膝痹病（TCD 编码：BNV264）。

西医诊断：膝关节骨性关节炎（ICD-10 编码：M17.900）。

（二）诊断依据

1. 疾病诊断

（1）中医诊断标准

魏玉锁.中医特定医疗条件下的适宜微创技术钩活术技术诊疗方案（3 个优势病种）[M].北京：中医古籍出版社，2016.

参照卫生部《中药新药临床研究指导原则》标准。

（2）西医诊断标准

陈百成，张静.关节炎[M].北京：人民卫生出版社，2004.

魏玉锁.中华钩活术治疗四肢关节病[M].北京：中医古籍出版社，2016.

2. 疾病分度（期）

魏玉锁.中华钩活术治疗四肢关节病[M].北京：中医古籍出版社，2016.

（1）轻度（早期）。

（2）中度（中期）。

（3）重度（晚期）。

3. 放射学诊断标准

魏玉锁.中华钩活术治疗四肢关节病[M].北京：中医古籍出版社，2016.

0 级　正常。

Ⅰ级　关节间隙可疑变窄，可能有骨赘。

Ⅱ级　有明显的骨赘，关节间隙轻度变窄。

Ⅲ级　中等量骨赘，关节间隙变窄较明确，软骨下骨质轻度硬化改变，范围较小。

Ⅳ级　大量骨赘形成，可波及软骨面，关节间隙明显变窄，硬化改变极为明显。

4. 证候诊断

魏玉锁.中医特定医疗条件下的适宜微创技术钩活术技术诊疗方案（3 个优势病种）[M].北京：中医古籍出版社，2016.

魏玉锁.中华钩活术治疗四肢关节病[M].北京：中医古籍出版社，2016.

膝关节骨性关节炎临床常见证型：

（1）风寒湿痹证。

（2）风热湿痹证。

（3）瘀血阻滞证。

（4）肝肾亏虚证。

（5）气阴两虚证。

（三）治疗方案的选择

王国强.基层中医药适宜技术手册［S］.北京：国家中医药管理局，2010.

王国强.中医医疗技术手册［S］.北京：国家中医药管理局，2013.

魏玉锁.中华钩活术治疗四肢关节病［M］.北京：中医古籍出版社，2016.

1.诊断明确，第一诊断为膝关节骨性关节炎。

2.患者适合并接受中医钩活术治疗。

（四）标准住院治疗时间

5 天≤住院时间≤ 20 天（7 ～ 14 天 1 次，2 ～ 3 次为 1 个疗程）。

（五）进入路径标准

1.第一诊断必须符合膝痹病（TCD 编码：BNV264）、膝关节骨性关节炎（ICD-10 编码：M17.900）。

2.进入本路径的最佳时点是膝关节骨性关节炎轻度阶段。

3.进入本路径的最佳位点是根据症状和影像学检查综合判断对应的位点（膝三穴）。

4.入院当天进行钩活术治疗进入本路径。

5.患者同时并发其他疾病，但在治疗期间无须特殊处理，也不影响第一诊断的临床路径流程实施的情况下，可以进入本路径。本路径实施过程中，根据患者病情变化，在不影响或有利于第一诊断的临床路径流程进一步实施的情况下，钩活术酌情钩治其他部位，时间掌握在第一诊断疾病两次钩活术之间。

6.有以下情况者不能进入本路径：

（1）各种保守治疗无效半年以上，X 线片显示有全膝置换术指征者，不进入本路径。

（2）体质较弱者，或者孕妇等。

（3）患有严重心脏病、高血压、肝肾疾病等病情未控制者。

（4）钩治部位体表皮肤破损、溃烂或皮肤病患者。

（5）有出血倾向的血液病患者。

（6）口服华法林时 INR 值＞ 2.5 或＜ 1.5。

（六）中医证候学观察

四诊合参，收集该病种不同证候的主症、次症、舌、脉特点，注意证候动态变化。

（七）入院检查项目

1. 必需的检查项目

（1）膝关节正侧位 X 线片。

（2）血、尿常规。

（3）传染病四项。

（4）凝血四项。

（5）血糖。

（6）肝、肾功能。

（7）心电图。

2. 可选择的检查项目　根据病情需要而定，膝关节 MRI、骨代谢指标、抗链球菌溶血素"O"（ASO）、类风湿因子、关节液检查等。

（八）治疗方法

1. 钩活术技术

（1）风寒湿痹证：辨证使用钩活术和（或）钩活骨减压术，操作步骤详见诊疗方案。

（2）风热湿痹证：辨证使用钩活术，操作步骤详见诊疗方案。

（3）瘀血阻滞证：辨证使用钩活术和（或）钩活骨减压术，操作步骤详见诊疗方案。

（4）肝肾亏虚证：辨证使用钩活术，操作步骤详见诊疗方案。

（5）气阴两虚证：辨证使用钩活术，操作步骤详见诊疗方案。

2. 其他疗法　见相关内容。

3. 围钩活术用药　见附录 4。

4. 护理　辨证施护。

（九）出院标准

1. 第一次钩活术治疗后，住院观察第 5～7 天时进行疗效评价，原有症状基本消失，肢体功能明显好转或恢复正常，不影响正常生活和工作，参照 WOMAC 量表治疗后疗效指数＞90%，能进行日常生活和工作。

2. 第二次钩活术治疗后，住院观察第 1～2 天时进行疗效评价，原有症状明显好转，肢体功能明显好转，参照 WOMAC 量表 30%＜疗效指数≤90%，不影响日常生活和工作。

3. 第三次钩活术治疗后，住院观察第 2～3 天时进行疗效评价，参照 WOMAC 量表疗效指数≤30% 或未见加重，准予出院。

4. 无须住院治疗的并发症。

（十）有无变异及原因分析

1. 治疗过程中病情发生变化，或辅助检查结果异常，需要复查和明确异常原因，从而延长住院时间和增加住院费用，退出本路径。

2. 临床症状改善不明显，导致住院时间延长，退出本路径。

3. 治疗过程中出现严重并发症时，退出本路径。

4. 因患者及其家属意愿而影响本路径的执行，退出本路径。

二、膝关节骨性关节炎临床路径住院表单

膝关节骨性关节炎临床路径住院表单见表1-9-3。

表1-9-3　膝关节骨性关节炎临床路径住院表单

适用对象：膝关节骨性关节炎（ICD-10编码：M17.900）

患者姓名：_____ 性别：_____ 年龄：____ 　　　住院号：_____

住院日期：___ 年 ___ 月 ___ 日 　　　　　　出院日期：____ 年 ____ 月 ___ 日

标准住院日：5天≤住院时间≤20天 　　　　　实际住院日：_____ 天

时间	___ 年 ___ 月 ___ 日 （第1天）	___ 年 ___ 月 ___ 日 （第2天）	___ 年 ___ 月 ___ 日 （第3~4天）
主要诊疗工作	□询问病史、体格检查 □下医嘱，开出各项检查单 □完成入院记录、初步诊断 □初步拟定诊疗方案（住院） □实施各项实验室检查和影像学检查 □密切观察基础疾病，必要时请专科会诊	□完成上级医师查房，进一步明确诊断，指导治疗 □向家属交代病情和治疗注意事项，注意病情反弹	□上级医师查房，明确诊断 □根据患者病情变化及时调整治疗方案（住院）
重点医嘱	长期医嘱： □专科护理常规 □分级护理（Ⅱ级） □饮食调摄 □卧床休息 □疾病分期 □辨证分型 □常规输液 □中药汤剂辨证口服 □其他治疗方法 临时医嘱： □血、尿常规 □传染病四项 □凝血四项 □生化检查 □颈椎X线片、CT/MRI □心电图 □第一次钩活术治疗 □脊柱部位的钩活术治疗 □第一次钩活骨减压术 □对症治疗	长期医嘱： □专科护理常规 □分级护理（Ⅱ级） □饮食调摄 □卧床休息 □辨证分型 □中药汤剂辨证口服 □常规输液 □针灸 □其他治疗方法 临时医嘱： □必要时相关科室会诊 □对症治疗	长期医嘱： □专科护理常规 □分级护理（Ⅱ级） □饮食调摄 □卧床休息 □中药汤剂辨证口服 □常规输液 □针灸 □其他治疗方法 临时医嘱： □必要时复查异常项目 □必要时相关科室会诊 □对症治疗

续表

时间	___ 年 ___ 月 ___ 日 （第 1 天）	___ 年 ___ 月 ___ 日 （第 2 天）	___ 年 ___ 月 ___ 日 （第 3 ~ 4 天）
护理 工作	□入院介绍 □入院健康教育、饮食指导 □介绍检查前注意事项 □执行诊疗护理措施	□按医嘱完成护理操作、日常治疗 □完成常规生命体征监测 □指导功能锻炼	□按医嘱执行护理措施 □饮食指导 □安抚疏导、健康教育 □指导功能锻炼
病情 变异 记录	□无　□有，原因： 1. 2.	□无　□有，原因： 1. 2.	□无　□有，原因： 1. 2.
责任 护士 签名			
医师 签名			

时间	___ 年 ___ 月 ___ 日 （第 5 ~ 7 天出院日）	___ 年 ___ 月 ___ 日 （第 5 ~ 7 天）	___ 年 ___ 月 ___ 日 （第 8 天）
主 要 诊 疗 工 作	□疗效评估 □交代出院注意事项、复查日期、复发后及时复诊（为可复发疾病） □完成出院记录，通知出院 □制订康复计划，指导患者出院后功能锻炼 □开具出院诊断书	□根据患者病情变化及时调整治疗方案（住院） □上级医师查房，作出进一步的诊疗评估 □强调运动疗法及康复疗法的应用	□根据患者病情变化及时调整治疗方案（住院） □上级医师查房，作出进一步的诊疗评估，确定是否行第二次钩活术治疗 □强调运动疗法及康复疗法的应用
重 点 医 嘱	□停止所有长期医嘱 临时医嘱： □开具出院医嘱 □出院带药	长期医嘱： □专科护理常规 □分级护理（Ⅱ级） □饮食调摄 □卧床休息 □中药汤剂辨证口服 □常规输液 □针灸 □其他治疗方法 临时医嘱： □其他部位的钩活术治疗 □必要时复查异常项目 □必要时相关科室会诊 □对症治疗	长期医嘱： □专科护理常规 □分级护理（Ⅱ级） □饮食调摄 □卧床休息 □中药汤剂辨证口服 □常规输液 □针灸 □其他治疗方法 临时医嘱： □第二次钩活术治疗 □脊柱部位的钩活术治疗 □第二次钩活骨减压术 □必要时复查异常项目 □对症治疗
护 理 工 作	□协助办理出院手续 □送患者出院 □交代出院后注意事项 □指导功能锻炼	□按照医嘱执行诊疗护理措施 □饮食指导 □安抚疏导、健康教育 □指导功能锻炼	□按照医嘱执行诊疗护理措施 □饮食指导 □安抚疏导、健康教育 □指导功能锻炼

时间	___ 年 ___ 月 ___ 日 （第 5 ~ 7 天出院日）	___ 年 ___ 月 ___ 日 （第 5 ~ 7 天）	___ 年 ___ 月 ___ 日 （第 8 天）
病情 变异 记录	□无　□有，原因： 1. 2.	□无　□有，原因： 1. 2.	□无　□有，原因： 1. 2.
责任 护士 签名			
医师 签名			

时间	___ 年 ___ 月 ___ 日 （第 9 ~ 11 天出院日）	___ 年 ___ 月 ___ 日 （第 9 ~ 11 天）	___ 年 ___ 月 ___ 日 （第 12 ~ 14 天）
主要诊疗工作	□疗效评估 □交代出院注意事项、复查日期、复发后及时复诊（为可复发疾病） □完成出院记录，通知出院 □制订康复计划，指导患者出院后功能锻炼 □开具出院诊断书	□根据患者病情变化及时调整治疗方案（住院） □上级医师查房，作出进一步的诊疗评估 □强调运动疗法及康复疗法的应用	□根据患者病情变化及时调整治疗方案（住院） □上级医师查房，作出进一步的诊疗评估 □强调运动疗法及康复疗法的应用
重点医嘱	□停止所有长期医嘱 临时医嘱： □开具出院医嘱 □出院带药	长期医嘱： □专科护理常规 □分级护理（Ⅱ级） □饮食调摄 □卧床休息 □中药汤剂辨证口服 □常规输液 □针灸 □其他治疗方法 临时医嘱： □其他部位的钩活术治疗 □必要时复查异常项目 □必要时相关科室会诊 □对症治疗	长期医嘱： □专科护理常规 □分级护理（Ⅱ级） □饮食调摄 □卧床休息 □中药汤剂辨证口服 □常规输液 □针灸 □其他治疗方法 临时医嘱： □必要时复查异常项目 □必要时相关科室会诊 □对症治疗
护理工作	□协助办理出院手续 □送患者出院 □交代出院后注意事项 □指导功能锻炼	□按照医嘱执行诊疗护理措施 □饮食指导 □安抚疏导、健康教育 □指导功能锻炼	□按照医嘱执行诊疗护理措施 □饮食指导 □安抚疏导、健康教育 □指导功能锻炼
病情变异记录	□无　□有，原因： 1. 2.	□无　□有，原因： 1. 2.	□无　□有，原因： 1. 2.

续表

时间	___年___月___日 （第9~11天出院日）	___年___月___日 （第9~11天）	___年___月___日 （第12~14天）
责任 护士 签名			
医师 签名			

时间	___年___月___日 （第15~16天）	___年___月___日 （第17~20天 出院日）	
主要诊疗工作	□根据患者病情变化及时调整治疗方案（住院） □上级医师查房，作出进一步的诊疗评估，确定是否行第三次钩活术治疗 □强调运动疗法及康复疗法的应用	□疗效评估 □交代出院注意事项、复查日期、复发后及时复诊（为可复发疾病） □完成出院记录，通知出院 □制订康复计划，指导患者出院后功能锻炼 □开具出院诊断书	
重点医嘱	长期医嘱： □专科护理常规 □分级护理（Ⅱ级） □饮食调摄 □卧床休息 □中药汤剂辨证口服 □常规输液 □针灸 □其他治疗方法 临时医嘱： □第三次钩活术治疗 □脊柱部位的钩活术治疗 □对症治疗 □必要时复查异常项目	□停止所有长期医嘱 临时医嘱： □开具出院医嘱 □出院带药	
护理工作	□按照医嘱执行诊疗护理措施 □饮食指导 □安抚疏导、健康教育 □指导功能锻炼	□协助办理出院手续 □送患者出院 □交代出院后注意事项 □指导功能锻炼	
病情变异记录	□无　□有，原因： 1. 2.	□无　□有，原因： 1. 2.	
责任 护士 签名			
医师 签名			

第十节　骨蚀病（股骨头缺血性坏死）诊疗方案和临床路径

骨蚀病（股骨头缺血性坏死）诊疗方案

一、诊断

（一）疾病诊断

1. 中医诊断标准

国家中医药管理局 . 中医病证诊断疗效标准（股骨头缺血性坏死）（ZY/T001.1–94）［S］. 南京：南京大学出版社，1994.

（1）有明显的髋部外伤史；或虽无髋部外伤史，但有长期服用激素、过量饮酒等情况。

（2）最常见的早期症状是髋关节或膝关节疼痛，疼痛分为持续性、间歇性，疼痛性质分为刺痛、钝痛、酸痛等。

（3）早期患者髋关节活动功能正常或轻微障碍，晚期髋关节向各方向活动功能严重受限。

（4）早期患者出现间歇性跛行，休息后好转。晚期可有持续性跛行或因患肢缩短而跛行。

（5）X 线检查可见股骨头密度改变及中后期的股骨头塌陷，髋关节 CT、MRI 诊断可更加明确病情。

2. 西医诊断标准

伊智雄 . 中西医结合治疗股骨头坏死［M］. 北京：人民卫生出版社，2008.

中华医学会 . 临床诊疗指南·骨科分册［M］. 北京：人民卫生出版社，2009.

魏玉锁 . 中华钩活术治疗部分疑难杂症［M］. 北京：中医古籍出版社，2018.

（1）多有明显的髋部外伤史或长期服用激素史或嗜酒史。

（2）髋及膝关节疼痛可为持续性和间歇性。

（3）髋关节活动受限，晚期出现强直。

（4）疼痛跛行步态或下肢短缩跛行。

（5）大转子叩击痛，患肢轴向叩击痛，"4"字试验阳性。

（6）X 线平片诊断：早期股骨头缺血性坏死的敏感性仅为 41%，CT 较 X 线平片具有明显的诊断优势。目前，已将 CT 作为诊断股骨头缺血性坏死（特别是确立早期病变）的常规检查手段，其应用价值已属公认，但 CT 不如 MRI 能直接反映病变初期血窦扩张时骨髓水肿的形态变化。

（二）疾病分期

魏玉锁.中华钩活术治疗部分疑难杂症［M］.北京：中医古籍出版社，2018.

初期（急性期）：患髋疼痛、膝痛，肌痉挛，髋关节活动受限，X 线片示关节间隙变宽，股骨头的骨小梁较稀疏，时间 4～6 周。早期以实邪为主，分为气滞血瘀、寒湿痹阻、痰瘀交阻、湿热内结等证型。

中期（坏死期）：患髋疼痛、膝痛，肌痉挛加剧，肢体屈曲、内收，有轻度短缩，可出现创伤性关节炎症状。X 线片示股骨头坏死区密度增高，呈囊样改变，股骨颈变粗、变短，时间 1～1.5 年。中期多虚实夹杂，但仍以实邪为主。实则责之痰瘀寒湿，虚则责之气血肝肾。

后期（恢复期）：患髋疼痛、膝痛、肌痉挛等症状缓解，但肢体微有内收、短缩，走路跛行或轻微跛行。X 线片示股骨头密度均匀增高，有的可出现较清晰的骨小梁，股骨头变扁、变宽，成蕈状。后期以气血肝肾虚损为主。

（三）证候诊断

国家中医药管理局.中医病证诊断疗效标准（股骨头缺血性坏死）（ZY/T001.1-94）［S］.南京：南京大学出版社，1994.

魏玉锁.中华钩活术治疗部分疑难杂症［M］.北京：中医古籍出版社，2018.

1. 气滞血瘀证　髋膝刺痛，固定不移，夜间加剧，关节屈伸不利。舌暗或有瘀点，脉弦或沉涩。

2. 风寒湿痹证　髋膝疼痛、麻木，遇冷加重，遇热减轻，与天气变化有关，关节屈伸不利。舌淡，苔薄白，脉弦滑。

3. 痰湿证　髋膝疼痛、沉重，痛处固定，肌肤麻木，关节漫肿，屈伸不利，形体肥胖。舌淡，苔腻，脉滑或濡缓。

4. 气血虚弱证　髋膝疼痛，屈伸不利，肌肉萎缩，喜按喜揉，伴心悸气短、全身乏力、面色不华。舌淡，脉弱。

5. 肝肾亏虚证　髋膝疼痛，绵绵不休，关节强硬，伴心烦失眠、口渴咽干、面色潮红。舌红，脉细数。

二、治疗方案

王国强.基层中医药适宜技术手册［S］.北京：国家中医药管理局，2010.

王国强.中医医疗技术手册［S］.北京：国家中医药管理局，2013.

魏玉锁.中华钩活术治疗部分疑难杂症［M］.北京：中医古籍出版社，2018.

（一）钩活术技术

通过相关的各种检查，结果符合股骨头缺血性坏死的诊断，排除禁忌证且未发现由其他疾病引起的相关症状，综合辨证分析后确定所选穴位点。

1. 钩活术

选穴：根据影像学检查的结果，且与临床症状相符，确定病位，准确选取穴位（附录2）。

操作：操作步骤详见总则。

2. 钩活骨减压术　根据具体症状辨证取穴（附录2），操作步骤详见总则。

（二）其他疗法

针灸、理疗、牵引等。

（三）围钩活术用药

常规脱水、抗凝、活血化瘀（辨证论治的中药或中成药）、抗炎止痛、对症治疗药物。

（四）护理

1. 疼痛较剧烈患者，卧床休息，以最舒适的姿势为佳。

2. 行走时借助双拐，以减轻股骨头的压力。

3. 术后4天去除敷料，局部保持干燥。

4. 注意保暖，防止受凉。

5. 建立良好的生活方式，生活规律，发病期间多卧床休息，保持心情愉快。

6. 本病病程长、恢复慢，患者应保持愉快的心情，鼓励患者树立战胜疾病的决心，用积极乐观的人生态度对待疾病。

三、疗效评价

（一）评价标准

参照哈里斯（Harris）髋关节功能评分标准。

Harris评分是一个广泛应用的评价髋关节功能的方法，常常用来评价保髋和关节置换的效果，满分100分。优良，90分以上；较好，80～89分；尚可，70～79分；差，70分以下。

优良：髋膝疼痛，髋关节活动受限消失，"4"字试验（−），能参加正常活动和工作，Harris评分90分以上。

较好：髋膝疼痛，髋关节活动受限明显减轻，"4"字试验（±），基本能正常活动和工作，Harris评分80～89分。

尚可：髋膝疼痛，髋关节活动受限减轻，"4"字试验（±），不同程度影响正常活动和工作，Harris评分70～79分。

差：髋膝疼痛、髋关节活动受限稍有减轻或无变化，"4"字试验（＋），影响正常活动和工作，Harris 评分 70 分以下。

（二）评价方法

Harris 评分表（表 1-10-1）。

表 1-10-1　评价方法

共得分：_____　　　测定者：_____　　　测定时间：_____

项目	得分	项目	得分
Ⅰ.疼痛		2. 功能活动	
无（44）		（1）上楼梯	
轻微（40）		正常（4）	
轻度，偶服止痛药（30）		正常，需扶楼梯（2）	
轻度，常服止痛药（20）		勉强上楼（1）	
重度，活动受限（10）		不能上楼（0）	
不能活动（0）		（2）穿袜子，系鞋带	
Ⅱ.功能		容易（4）	
1. 步态		困难（2）	
（1）跛行		不能（0）	
无（11）		（3）坐椅子	
轻度（8）		任何角度坐椅子，大于 1 小时（5）	
中度（5）		高椅子坐半小时以上（3）	
重度（0）		坐椅子不能超过半小时（0）	
不能行走（0）		上公共交通工具（1）	
（2）行走时辅助		不能上公共交通工具（0）	
不用（11）		Ⅲ.畸形（4）	
长距离用一个手杖（7）		具备下述四条：	
全部时间用一个手杖（5）		a. 固定内收畸形＜10°	
拐杖（4）		b. 固定内旋畸形＜10°	
2 个手杖（2）		c. 肢体短缩＜3.2cm	
2 个拐杖（0）		d. 固定屈曲畸形＜30°	
不能行走（0）		Ⅳ.活动度（屈＋展＋收＋内旋＋外旋）	
（3）行走距离		210°～300°（5）	
不受限（11）		160°～209°（4）	
1km 以上（8）		100°～159°（3）	
500m 左右（5）		60°～99°（2）	
室内活动（2）		30°～59°（1）	
卧床或坐椅（0）		0°～29°（0）	

四、随访

出院后 15 天、3 个月、1 年随访，随访时疗效评价同上。

骨蚀病（股骨头缺血性坏死）临床路径

路径说明：本路径适用于中医诊断为骨蚀病、西医诊断为股骨头缺血性坏死的住院患者。

一、股骨头缺血性坏死临床路径标准住院流程

（一）适用对象

中医诊断：第一诊断骨蚀病（TCD 编码：BGS040）。

西医诊断：股骨头缺血性坏死（ICD-10 编码：M87.002）。

（二）诊断依据

1. 疾病诊断

（1）中医诊断标准

国家中医药管理局.中医病证诊断疗效标准（股骨头缺血性坏死）（ZY/T001.1-94）[S].南京：南京大学出版社，1994.

（2）西医诊断标准

中华医学会.临床诊疗指南·骨科分册[M].北京：人民卫生出版社，2009.

伊智雄.中西医结合治疗股骨头坏死[M].北京：人民卫生出版社，2008.

魏玉锁.中华钩活术治疗部分疑难杂症[M].北京：中医古籍出版社，2018.

2. 疾病分期

魏玉锁.中华钩活术治疗部分疑难杂症[M].北京：中医古籍出版社，2018.

（1）初期（急性期）。

（2）中期（坏死期）。

（3）后期（恢复期）。

3. 证候诊断

国家中医药管理局.中医病证诊断疗效标准（股骨头缺血性坏死）（ZY/T001.1-94）[S].南京：南京大学出版社，1994.

魏玉锁.中华钩活术治疗部分疑难杂症[M].北京：中医古籍出版社，2018.

股骨头缺血性坏死临床常见证型：

（1）气滞血瘀证。

（2）风寒湿痹证。

（3）痰湿证。

（4）气血不足证。

（5）肝肾亏虚证。

（三）治疗方案的选择

王国强.基层中医药适宜技术手册［S］.北京：国家中医药管理局，2010.

王国强.中医医疗技术手册［S］.北京：国家中医药管理局，2013.

魏玉锁.中华钩活术治疗部分疑难杂症［M］.北京：中医古籍出版社，2018.

1.诊断明确，第一诊断为股骨头缺血性坏死。

2.患者适合并接受中医钩活术治疗。

（四）标准住院治疗时间

5 天≤住院时间≤ 20 天（7 ～ 14 天 1 次，2 ～ 3 次为 1 个疗程）。

（五）进入路径标准

1.第一诊断必须符合骨蚀病（TCD 编码：BGS040）、股骨头缺血性坏死（ICD–10 编码：M87.002）。

2.进入本路径的最佳时点是股骨头缺血性坏死初、中期。

3.进入本路径的最佳位点是根据症状和影像学检查综合判断对应的位点（髋三穴）。

4.入院当天进行钩活术治疗进入本路径。

5.患者同时并发其他疾病，但在治疗期间无须特殊处理，也不影响第一诊断的临床路径流程实施的情况下，可以进入本路径。本路径实施过程中，根据患者病情变化，在不影响或有利于第一诊断的临床路径流程进一步实施的情况下，钩活术酌情钩治其他部位，时间掌握在第一诊断疾病两次钩活术之间。

6.有以下情况者不能进入本路径：

（1）X 线片显示为晚期股骨头坏死，或有明确手术指征者。

（2）合并股骨颈骨折、髋关节结核或其他严重畸形者。

（3）体质较弱，或者孕妇等。

（4）患有严重心脏病、高血压、肝肾疾病等病情未控制者。

（5）钩治部位体表皮肤破损、溃烂或皮肤病患者。

（6）有出血倾向的血液病患者。

（7）口服华法林时 INR 值＞ 2.5 或＜ 1.5，既可保证治疗效果，也可使出血风险维持在较低水平。

（六）中医证候学观察

四诊合参，收集该病种不同证候的主症、次症、舌、脉特点，注意证候动态变化。

（七）入院检查项目

1. 必需的检查项目

（1）髋关节正侧位 X 线片、髋关节 CT 或 MRI。

（2）血、尿常规。

（3）便常规。

（4）凝血四项、血糖。

（5）心电图。

2. 可选择的检查项目　根据病情需要而定，如骨密度、血脂、电解质、抗链球菌溶血素"O"、类风湿因子、C-反应蛋白、红细胞沉降率等。

（八）治疗方法

1. 钩活术技术

（1）气滞血瘀证：辨证使用钩活术和（或）钩活骨减压术，操作步骤详见诊疗方案。

（2）风寒湿痹证：辨证使用钩活术和（或）钩活骨减压术，操作步骤详见诊疗方案。

（3）痰湿证：辨证使用钩活术和（或）钩活骨减压术，操作步骤详见诊疗方案。

（4）气血不足证：辨证使用钩活术，操作步骤详见诊疗方案。

（5）肝肾亏虚证：辨证使用钩活术，操作步骤详见诊疗方案。

2. 其他疗法　见相关内容。

3. 围钩活术用药　见附录4。

4. 护理　辨证施护。

（九）出院标准

1. 第一次钩活术治疗后，住院观察第5～7天时进行疗效评价，原有症状基本消失，肢体功能明显好转或恢复正常，不影响正常生活和工作，参照Harris评分≥90分，能进行日常生活和工作。

2. 第二次钩活术治疗后，住院观察第1～2天时进行疗效评价，原有症状明显好转，肢体功能明显好转，80分＜Harris评分≤89分，不影响日常生活和工作。

3. 第三次钩活术治疗后，住院观察第2～3天时进行疗效评价，参照Harris评分＜70分或未见加重，准予出院。

4. 无须住院治疗的并发症。

（十）有无变异及原因分析

1. 治疗过程中病情进一步加重，出现髋关节强直或下肢短缩加重，需要延长住院时间，增加住院费用，退出本路径。

2. 合并有其他系统疾病者，住院期病情加重，需要特殊处理，导致住院时间延长、费用增加，退出本路径。

3. 出现股骨颈骨折等并发症，需要特殊处理，退出本路径。

4. 因患者及其家属意愿而影响本路径的执行，退出本路径。

二、股骨头缺血性坏死临床路径住院表单

股骨头缺血性坏死临床路径住院表单见表1-10-2。

表1-10-2 股骨头缺血性坏死临床路径住院表单

适用对象：股骨头缺血性坏死（ICD-10编码：M87.002）

患者姓名：_____ 性别：_____ 年龄：____ 住院号：_____

住院日期：____年____月____日 出院日期：____年____月____日

标准住院日：5天≤住院时间≤20天 实际住院日：_____天

时间	____年____月____日 （第1天）	____年____月____日 （第2天）	____年____月____日 （第3~4天）
主要诊疗工作	□询问病史、体格检查 □下医嘱，开出各项检查单 □完成入院记录、初步诊断 □初步拟定诊疗方案（住院） □实施各项实验室检查和影像学检查 □密切观察基础疾病，必要时请专科会诊	□完成上级医师查房，进一步明确诊断，指导治疗 □向家属交代病情和治疗注意事项，注意病情反弹	□上级医师查房，明确诊断 □根据患者病情变化及时调整治疗方案（住院）
重点医嘱	长期医嘱： □专科护理常规 □分级护理（Ⅱ级） □饮食调摄 □卧床休息 □疾病分期 □辨证分型 □常规输液 □中药汤剂辨证口服 □其他治疗方法 临时医嘱： □血、尿常规 □传染病四项 □凝血四项 □生化检查 □颈椎X线片、CT/MRI □心电图 □第一次钩活术治疗 □脊柱部位的钩活术治疗 □第一次钩活骨减压术 □对症治疗	长期医嘱： □专科护理常规 □分级护理（Ⅱ级） □饮食调摄 □卧床休息 □辨证分型 □中药汤剂辨证口服 □常规输液 □针灸 □其他治疗方法 临时医嘱： □必要时相关科室会诊 □对症治疗	长期医嘱： □专科护理常规 □分级护理（Ⅱ级） □饮食调摄 □卧床休息 □中药汤剂辨证口服 □常规输液 □针灸 □其他治疗方法 临时医嘱： □必要时复查异常项目 □必要时相关科室会诊 □对症治疗
护理工作	□入院介绍 □入院健康教育、饮食指导 □介绍检查前注意事项 □执行诊疗护理措施	□按医嘱完成护理操作、日常治疗 □完成常规生命体征监测 □指导功能锻炼	□按医嘱执行护理措施 □饮食指导 □安抚疏导、健康教育 □指导功能锻炼

诊疗方案和临床路径

续表

时间	___年___月___日 （第1天）	___年___月___日 （第2天）	___年___月___日 （第3～4天）
病情变异记录	□无　□有，原因： 1. 2.	□无　□有，原因： 1. 2.	□无　□有，原因： 1. 2.
责任护士签名			
医师签名			

时间	___年___月___日 （第5～7天出院日）	___年___月___日 （第5～7天）	___年___月___日 （第8天）
主要诊疗工作	□疗效评估 □交代出院注意事项、复查日期、复发后及时复诊（为可复发疾病） □完成出院记录，通知出院 □制订康复计划，指导患者出院后功能锻炼 □开具出院诊断书	□根据患者病情变化及时调整治疗方案（住院） □上级医师查房，作出进一步的诊疗评估 □强调运动疗法及康复疗法的应用	□根据患者病情变化及时调整治疗方案（住院） □上级医师查房，作出进一步的诊疗评估，确定是否行第二次钩活术治疗 □强调运动疗法及康复疗法的应用
重点医嘱	□停止所有长期医嘱 临时医嘱： □开具出院医嘱 □出院带药	长期医嘱： □专科护理常规 □分级护理（Ⅱ级） □饮食调摄 □卧床休息 □中药汤剂辨证口服 □常规输液 □针灸 □其他治疗方法 临时医嘱： □其他部位的钩活术治疗 □必要时复查异常项目 □必要时相关科室会诊 □对症治疗	长期医嘱： □专科护理常规 □分级护理（Ⅱ级） □饮食调摄 □卧床休息 □中药汤剂辨证口服 □常规输液 □针灸 □其他治疗方法 临时医嘱： □第二次钩活术治疗 □脊柱部位的钩活术治疗 □第二次钩活骨减压术 □必要时复查异常项目 □对症治疗
护理工作	□协助办理出院手续 □送患者出院 □交代出院后注意事项 □指导功能锻炼	□按照医嘱执行诊疗护理措施 □饮食指导 □安抚疏导、健康教育 □指导功能锻炼	□按照医嘱执行诊疗护理措施 □饮食指导 □安抚疏导、健康教育 □指导功能锻炼
病情变异记录	□无　□有，原因： 1. 2.	□无　□有，原因： 1. 2.	□无　□有，原因： 1. 2.

续表

时间	___年___月___日 （第 5 ~ 7 天出院日）	___年___月___日 （第 5 ~ 7 天）	___年___月___日 （第 8 天）
责任 护士 签名			
医师 签名			

时间	___年___月___日 （第 9 ~ 11 天出院日）	___年___月___日 （第 9 ~ 11 天）	___年___月___日 （第 12 ~ 14 天）
主要诊疗工作	□疗效评估 □交代出院注意事项、复查日期、复发后及时复诊（为可复发疾病） □完成出院记录，通知出院 □制订康复计划，指导患者出院后功能锻炼 □开具出院诊断书	□根据患者病情变化及时调整治疗方案（住院） □上级医师查房，作出进一步的诊疗评估 □强调运动疗法及康复疗法的应用	□根据患者病情变化及时调整治疗方案（住院） □上级医师查房，作出进一步的诊疗评估 □强调运动疗法及康复疗法的应用
重点医嘱	□停止所有长期医嘱 临时医嘱： □开具出院医嘱 □出院带药	长期医嘱： □专科护理常规 □分级护理（Ⅱ级） □饮食调摄 □卧床休息 □中药汤剂辨证口服 □常规输液 □针灸 □其他治疗方法 临时医嘱： □其他部位的钩活术治疗 □必要时复查异常项目 □必要时相关科室会诊 □对症治疗	长期医嘱： □专科护理常规 □分级护理（Ⅱ级） □饮食调摄 □卧床休息 □中药汤剂辨证口服 □常规输液 □针灸 □其他治疗方法 临时医嘱： □必要时复查异常项目 □必要时相关科室会诊 □对症治疗
护理工作	□协助办理出院手续 □送患者出院 □交代出院后注意事项 □指导功能锻炼	□按照医嘱执行诊疗护理措施 □饮食指导 □安抚疏导、健康教育 □指导功能锻炼	□按照医嘱执行诊疗护理措施 □饮食指导 □安抚疏导、健康教育 □指导功能锻炼
病情变异记录	□无 □有，原因： 1. 2.	□无 □有，原因： 1. 2.	□无 □有，原因： 1. 2.
责任 护士 签名			
医师 签名			

时间	___年___月___日 （第15～16天）	___年___月___日 （第17～20天 出院日）	
主要诊疗工作	□根据患者病情变化及时调整治疗方案（住院） □上级医师查房，作出进一步的诊疗评估，确定是否行第三次钩活术治疗 □强调运动疗法及康复疗法的应用	□疗效评估 □交代出院注意事项、复查日期、复发后及时复诊（为可复发疾病） □完成出院记录，通知出院 □制订康复计划，指导患者出院后功能锻炼 □开具出院诊断书	
重点医嘱	长期医嘱： □专科护理常规 □分级护理（Ⅱ级） □饮食调摄 □卧床休息 □中药汤剂辨证口服 □常规输液 □针灸 □其他治疗方法 临时医嘱： □第三次钩活术治疗 □脊柱部位的钩活术治疗 □对症治疗 □必要时复查异常项目	□停止所有长期医嘱 临时医嘱： □开具出院医嘱 □出院带药	
护理工作	□按照医嘱执行诊疗护理措施 □饮食指导 □安抚疏导、健康教育 □指导功能锻炼	□协助办理出院手续 □送患者出院 □交代出院后注意事项 □指导功能锻炼	
病情变异记录	□无　□有，原因： 1. 2.	□无　□有，原因： 1. 2.	
责任护士签名			
医师签名			

【按语】

本路径四肢关节病的优势病种：膝关节骨性关节炎、股骨头缺血性坏死，这两个优势病种，一是关节结构不同、穴位组合不同，治疗时使用的手法也不同（如髌骨下穴扇形钩提，内侧副韧带穴菱形钩提，股骨头穴、股骨颈穴只扎不钩）；二是证型不同，钩度也不同（如股骨头缺血性坏死之气血不足证采用轻度钩活法，每点扎提2～3次；股骨头缺血性坏死之气滞血瘀证采用重度钩活法，每点扎提5～8次）。

第二章　门诊病种

本章介绍门诊钩活术治疗的病种。

钩活术技术诊疗方案只针对钩活术而设定，供具有钩活术施术资质的中医、中西医结合、临床执业（助理）医师参考使用。操作人员要求为获得有效期内钩活术专业委员会颁发的钩活术技术年度培训证书、钩活术钩锃针专利授权年度许可使用证书、钩活术感控指南知识年度培训证书。治疗环境要符合治疗室的要求，最好是万级手术室的环境。

第一节　伤筋病（屈指肌腱狭窄性腱鞘炎）诊疗方案

一、诊断

（一）疾病诊断

1. 中医诊断标准

国家中医药管理局 . 中医病证诊断疗效标准（屈指肌腱狭窄性腱鞘炎）（ZY/T001.1–94）［S］. 南京：南京大学出版社，1994.

（1）有手部劳损病史。多见于妇女手工劳动者，好发于拇指、中指、无名指。

（2）手指活动不灵活，局限性酸痛，晨起或劳累后症状明显。

（3）掌指关节掌侧压痛，可触及结节，指伸屈活动困难，有弹响或交锁现象。

2. 西医诊断标准

中华医学会 . 临床诊疗指南·疼痛学分册［M］. 北京：人民卫生出版社，2007.

（1）有手部劳损史，多见于妇女及手工劳动者。

（2）掌指关节疼痛，晨起或劳累后加重。

（3）掌指关节掌侧压痛，可触及结节。

（4）重者屈伸指可闻及弹响或有交锁现象。

（二）证候诊断

国家中医药管理局 . 中医病证诊断疗效标准（屈指肌腱狭窄性腱鞘炎）（ZY/

T001.1–94）[S].南京：南京大学出版社，1994.

1.风寒湿痹证　局部酸痛、按压疼痛，可扪及结节，有弹响或交锁现象，遇冷加重，遇热缓解，与天气变化有关。舌质淡，苔薄白，脉细或沉细。

2.劳损瘀滞证　局部疼痛，肿胀，压痛，可扪及筋结，屈伸不利，有弹响或交锁现象，劳累后痛重。舌质红，苔薄黄，脉弦。

（三）门诊检查项目

1.必需的检查项目

（1）血、尿常规。

（2）凝血四项。

（3）传染病四项。

（4）血糖。

2.可选择的检查项目　根据病情需要而定。

二、治疗方案

王国强.基层中医药适宜技术手册[S].北京：国家中医药管理局，2010.

王国强.中医医疗技术手册[S].北京：国家中医药管理局，2013.

魏玉锁.中华钩活术治疗四肢关节病[M].北京：中医古籍出版社，2016.

（一）钩活术技术

通过相关的各种检查，结果符合屈指肌腱狭窄性腱鞘炎的诊断，排除禁忌证且未发现由其他疾病引起的相关症状，综合辨证分析后确定所选穴位点。

选穴：根据影像学检查的结果及临床症状，确定病位，准确选取穴位。

操作：操作步骤详见总则。

治疗时间：21天治疗1次。

（二）其他疗法

封闭、理疗等。

（三）注意事项

1.适当休息，避免做手部用力动作。

2.术后4天去除敷料，局部保持干燥。

3.注意保暖，防止受凉。

4.生活规律，保持心情愉快。

三、疗效评价

（一）评价标准

参照疼痛视觉模拟评分法（VAS）进行疗效评价，使用 VAS 加权计算法进行计算，疼痛减轻的百分数 =（A–B）/A×100%。

A= 治疗前 VAS 评分，B= 治疗后 VAS 评分。

1. 临床治愈 VAS 加权值 ≥ 75%。

2. 显效 50% ≤ VAS 加权值 < 75%。

3. 有效 25% ≤ VAS 加权值 < 50%。

4. 无效 VAS 加权值 < 25%。

临床控制：掌指关节疼痛好转 ≥ 75%，关节弹响及交锁现象消失，恢复正常工作。

显效：50% ≤掌指关节疼痛好转 < 75%，关节弹响及交锁现象消失，基本恢复正常工作。

有效：25% ≤掌指关节疼痛好转 < 50%，关节弹响及交锁现象较治疗前减轻，恢复部分工作。

无效：掌指关节疼痛好转 < 25%，关节弹响及交锁现象较治疗前无明显改善，影响日常工作。

（二）评价方法

疼痛视觉模拟评分法（VAS）调查采用一条长 10cm 的直线，两端分别表示"无痛"和"无法忍受的剧烈疼痛"，被测试者根据自身疼痛情况，在该直线上做相应标记，距"无痛"端的距离即疼痛的强度。基本的操作方法是使用一条长约 10cm 的游动标尺，一面标有 10 个刻度，两端分别为"0 分"端和"10 分"端，"0 分"表示无痛，"10 分"代表难以忍受的最剧烈程度的相应位置，医生根据患者标出的位置为其评出分数，临床评定以"0 ～ 2 分"为"优"，"3 ～ 5 分"为"良"，"6 ～ 8 分"为"可"，大于"8 分"为"差"。临床治疗前后使用同样的方法即可较为客观地作出评分，并对疼痛治疗的效果进行较为客观的评价。

VAS 评价法疼痛程度见表 2-1-1。

表 2-1-1　VAS 评价法疼痛程度

标尺长度（cm）	分值（分）	疼痛程度	疼痛表现
0	0	无	无任何疼痛感觉
1 ～ 3	1	轻度	不影响工作、生活
4 ～ 6	2	中度	影响工作，不影响生活
7 ～ 9	3	重度	影响工作及生活
10	4	极重度	疼痛剧烈，无法忍受

0cm	1cm	2cm	3cm	4cm	5cm	6cm	7cm	8cm	9cm	10cm

注：患者根据自己的痛觉来判定并标注在数字的下方，最后由医生根据患者在标尺上的标注进行评分。如患者标注在 4～6cm，则"疼痛程度"为中度，记 2 分。

第二节　伤筋病（肱骨外上髁炎）诊疗方案

一、诊断

（一）疾病诊断

1. 中医诊断标准

国家中医药管理局 . 中医病证诊断疗效标准（肱骨外上髁炎）（ZY/T001.1-94）[S]. 南京：南京大学出版社，1994.

（1）多见于特殊工种或职业，如砖瓦工、网球运动员或有肘部损伤病史者。

（2）肘外侧疼痛：疼痛呈持续、渐进性发展。做拧衣服、扫地、端壶倒水等动作时疼痛加重，常因疼痛而致前臂无力、握力减弱，甚至持物落地，休息时疼痛明显减轻或消失。

（3）肘外侧压痛：以肱骨外上髁处压痛最明显，前臂伸肌群紧张试验阳性，伸肌群抗阻试验阳性。

2. 西医诊断标准

中华医学会 . 临床诊疗指南·骨科分册 [M]. 北京：人民卫生出版社，2009.

（1）多有腕部超常规活动或特殊职业史。

（2）肘外侧疼痛，做拧衣服、扫地、端盆等动作时疼痛加重。

（3）检查时压痛点位于肱骨外上髁处。

（4）前臂伸肌群紧张试验阳性，抗阻力试验阳性。

（5）在局部压痛点注入少量 1% 利多卡因可暂时缓解疼痛。

（6）X 线检查无阳性发现。

（二）证候诊断

国家中医药管理局 . 中医病证诊断疗效标准（肱骨外上髁炎）（ZY/T001.1-94）[S]. 南京：南京大学出版社，1994.

1. 风寒湿痹证　肘部酸痛，屈伸不利，遇冷加重，得温则缓。舌淡，苔薄白或滑，脉弦紧或浮紧。

2. 风热湿痹证　肘外侧热痛，稍稍活动后减轻，局部压痛，伴口渴不欲饮。舌淡红，苔黄腻，脉濡数。

3. 肝肾亏虚证　肘部酸痛病史较长，症状反复发作，时轻时重，提物无力，肘外侧压痛，按揉后好转，伴少气懒言、面色苍白。舌淡，苔白，脉沉细。

（三）门诊检查项目

1. 必需的检查项目

（1）血、尿常规。

（2）凝血四项。

（3）传染病四项。

（4）血糖。

2. 可选择的检查项目　根据病情需要而定。

二、治疗方案

王国强 . 基层中医药适宜技术手册〔S〕. 北京：国家中医药管理局，2010.

王国强 . 中医医疗技术手册〔S〕. 北京：国家中医药管理局，2013.

魏玉锁 . 中华钩活术治疗四肢关节病〔M〕. 北京：中医古籍出版社，2016.

（一）钩活术技术

通过相关的各种检查，结果符合肱骨外上髁炎的诊断，排除禁忌证且未发现由其他疾病引起的相关症状，综合辨证分析后确定所选穴位点。

选穴：根据影像学检查的结果及临床症状，确定病位，准确选取穴位。

操作：操作步骤详见总则。

治疗时间：21 天治疗 1 次。

（二）其他疗法

封闭、理疗等。

（三）注意事项

1. 适当休息，避免过度劳累，尽量避免手提重物。

2. 术后 4 天去除敷料，局部保持干燥。

3. 注意保暖，防止受凉。

4. 生活要有规律，保持心情愉快。

三、疗效评价

（一）评价标准

参照疼痛视觉模拟评分法（VAS）进行疗效评价，使用 VAS 加权计算法进行计算，疼痛减轻的百分数 =A–B/A×100。

A= 治疗前 VAS 评分，B= 治疗后 VAS 评分。

1. 临床治愈 VAS 加权值 ≥ 75%。

2. 显效 50% ≤ VAS 加权值 < 75%。

3. 有效 25% ≤ VAS 加权值 < 50%。

4. 无效 VAS 加权值 < 25%。

临床控制：肘外侧疼痛好转 ≥ 75%，恢复正常工作。

显效：50% ≤ 肘外侧疼痛好转 < 75%，基本恢复正常工作。

有效：25% ≤ 肘外侧疼痛好转 < 50%，恢复部分工作。

无效：肘外侧疼痛好转 < 25%，影响日常生活和工作。

（二）评价方法

疼痛视觉模拟评分法（VAS）调查采用一条长 10cm 的直线，两端分别表示"无痛"和"无法忍受的剧烈疼痛"，被测试者根据自身疼痛情况，在该直线上做相应标记，距"无痛"端的距离即疼痛的强度。基本的操作方法是使用一条长约 10cm 的游动标尺，一面标有 10 个刻度，两端分别为"0 分"端和"10 分"端，"0 分"表示无痛，"10 分"代表难以忍受的最剧烈程度的相应位置，医生根据患者标出的位置为其评出分数，临床评定以"0～2 分"为"优"，"3～5 分"为"良"，"6～8 分"为"可"，大于"8 分"为"差"。临床治疗前后使用同样的方法即可较为客观地作出评分，并对疼痛治疗的效果进行较为客观的评价。

VAS 评价法疼痛程度见表 2-2-1。

表 2-2-1 VAS 评价法疼痛程度

标尺长度（cm）	分值（分）	疼痛程度	疼痛表现
0	0	无	无任何疼痛感觉
1～3	1	轻度	不影响工作、生活
4～6	2	中度	影响工作，不影响生活
7～9	3	重度	影响工作及生活
10	4	极重度	疼痛剧烈，无法忍受

0cm	1cm	2cm	3cm	4cm	5cm	6cm	7cm	8cm	9cm	10cm

注：患者根据自己的痛觉来判定并标注在数字的下方，最后由医生根据患者在标尺上的标注进行评分。如患者标注在 4～6cm，则"疼痛程度"为中度，记 2 分。

第三节　伤筋病（跟痛症）诊疗方案

一、诊断

（一）疾病诊断

1. 中医诊断标准

王和鸣，黄桂成．中医骨伤科学［M］．北京：中国中医药出版社，2007.

（1）起病缓慢，多为一侧发病，可有数月或数年的病史。早晨起床后站立时疼痛较重，行走片刻后疼痛减轻，但行走过久疼痛又加重。检查局部不红不肿，跟骨跖面的跟骨结节处压痛，如跟骨刺较大时，可触及骨性隆起。

（2）X线摄片可帮助诊断，但临床表现常与X线征象不符，有骨刺者可无症状，有症状者可无骨刺。

2. 西医诊断标准

中华医学会．临床诊疗指南·骨科分册［M］．北京：人民卫生出版社，2009.

（1）多发于40～60岁中老年人。

（2）晨起或休息后走路时足跟痛，稍后缓解，行走时间长时再出现疼痛。

（3）检查：压痛点位于足跟负重区偏内侧，多见于脂肪垫萎缩；压痛点局限于跟骨大结节的跖筋膜，多见于跖筋膜炎；压痛点局限于足跟内侧结节下，多见于跟骨滑囊炎。

（4）X线检查有时可见跟骨刺，但与临床表现大多无明显相关。

（二）证候诊断

王和鸣，黄桂成．中医骨伤科学［M］．北京：中国中医药出版社，2007.

1. 外伤瘀血证　足跟刺痛，固定不移，走路时加重，休息后减轻。舌暗红，脉弦紧。

2. 劳损瘀滞证　晨起或休息后走路时足跟痛，稍后缓解，行走时间较长时，再度出现疼痛。舌淡红，苔黄腻，脉细涩。

（三）门诊检查项目

1. 必需的检查项目

（1）血、尿常规。

（2）凝血四项。

（3）传染病四项。

（4）血糖。

2. 可选择的检查项目　根据病情需要而定。

二、治疗方案

王国强.基层中医药适宜技术手册［S］.北京：国家中医药管理局，2010.

王国强.中医医疗技术手册［S］.北京：国家中医药管理局，2013.

魏玉锁.中华钩活术治疗四肢关节病［M］.北京：中医古籍出版社，2016.

（一）钩活术技术

通过相关的各种检查，结果符合跟痛症的诊断，排除禁忌证且未发现由其他疾病引起的相关症状，综合辨证分析后确定所选穴位点。

选穴：根据影像学检查的结果及临床症状，确定病位，准确选取穴位。

操作：操作步骤详见总则。

治疗时间：21天治疗1次。

（二）其他疗法

封闭、理疗等。

（三）注意事项

1.适当休息，避免过度劳累，少步行走路。

2.术后4天去除敷料，局部保持干燥。

3.注意保暖，防止受凉。

4.生活规律，保持心情愉快。

三、疗效评价

（一）评价标准

参照疼痛视觉模拟评分法（VAS）进行疗效评价，使用VAS加权计算法进行计算，疼痛减轻的百分数=（A–B）/A×100%。

A=治疗前VAS评分，B=治疗后VAS评分。

1.临床治愈 VAS加权值≥75%。

2.显效 50%≤VAS加权值<75%。

3.有效 25%≤VAS加权值<50%。

4.无效 VAS加权值<25%。

临床控制：足跟痛减少≥75%，恢复正常工作。

显效：50%≤足跟痛减少<75%，基本恢复正常工作。

有效：25%≤足跟痛减少<50%，恢复部分工作。

无效：足跟痛减少<25%，影响日常生活和工作。

（二）评价方法

疼痛视觉模拟评分法（VAS）调查采用一条长 10cm 的直线，两端分别表示"无痛"和"无法忍受的剧烈疼痛"，被测试者根据自身疼痛情况，在该直线上做相应标记，距"无痛"端的距离即疼痛的强度。基本的操作方法是使用一条长约 10cm 的游动标尺，一面标有 10 个刻度，两端分别为"0 分"端和"10 分"端，"0 分"表示无痛，"10 分"代表难以忍受的最剧烈程度的相应位置，医生根据患者标出的位置为其评出分数，临床评定以"0～2 分"为"优"，"3～5 分"为"良"，"6～8 分"为"可"，大于"8 分"为"差"。临床治疗前后使用同样的方法即可较为客观地作出评分，并对疼痛治疗的效果进行较为客观的评价。

VAS 评价法疼痛程度见表 2-3-1。

表 2-3-1　VAS 评价法疼痛程度

标尺长度（cm）	分值（分）	疼痛程度	疼痛表现
0	0	无	无任何疼痛感觉
1～3	1	轻度	不影响工作、生活
4～6	2	中度	影响工作，不影响生活
7～9	3	重度	影响工作及生活
10	4	极重度	疼痛剧烈，无法忍受

0cm	1cm	2cm	3cm	4cm	5cm	6cm	7cm	8cm	9cm	10cm

注：患者根据自己的痛觉来判定并标注在数字的下方，最后由医生根据患者在标尺上的标注进行评分。如患者标注在 4～6cm，则"疼痛程度"为中度，记 2 分。

第三章 钩活术技术准入管理及资格认定

钩活术技术准入管理及资格认定，是以国家中医药管理局办公室文件（国中医药办医政发〔2012〕43 号）：国家中医药管理局办公室关于印发中医医疗技术协作组管理工作方案的通知和国家中医药管理局王国强局长主编（2010 年 5 月）《基层中医药适宜技术手册》钩活术的标准规范为依据，汲取中医微创其他技术和钩活术 34 年临床培训经验，结合钩活术的具体操作特点，为使钩活术这一国家适宜技术进入科学化、区域化、专业化、标准化、规范化的发展轨道，而制定的钩活术技术准入管理制度。本准入管理只针对钩活术而设，供取得钩活术资质的中医、中西医结合、西医临床医师参考使用。

一、钩活术技术准入管理

钩活术技术准入原则为具有执业资格的医务人员。为使钩活术健康稳定发展，根据《国务院办公厅关于推进医疗联合体建设和发展的指导意见》（国办发〔2017〕32 号）中跨区域组建专科联盟的意见精神，我们采用联盟连锁传承的形式，吸纳具备处置室或十万级手术室条件的门诊部以上医疗机构的人员。符合条件的医务人员和医疗机构自愿加入联盟，签署有关联盟准入协议。加入联盟的医疗机构必须具备合乎相关资质的人员，并派遣人员参加钩活术培训。钩活术执行人每年将进行钩活术继续教育培训。年度内，如果加盟机构违背准入协议的相关条款，或不愿继续加入，可自愿退出。

二、钩活术技术初学人员资质要求

为使钩活术技术发扬光大，在中医辨证论治的原则指导下，进行辨证选钩、辨证选法、辨证选穴、辨证选度，充分发挥中医微创技术的优势，全面灵活地掌握钩活术技术的内涵，对钩活术人员资质有如下要求。

1. 有 5 年临床经验的临床医师。

2. 取得中医执业（助理）、中西医结合执业（助理）、临床执业（助理）等资格证书，确有专长、师承、乡医资质的医务人员。

3. 热爱中医事业，有高尚的医德医风，尊重科学，相信科学。

4. 符合以上三条的医务人员所在医疗机构符合加盟准入条件。

三、首次培训标准及执业资格首次认定

中医适宜技术钩活术推广了 38 年，为使这项技术更有效地服务于人民群众，解决人民群众看病难、看病贵的问题；为充分发挥中医药特色，使这一无痛、微创、绿色、安全的中医微创技术发扬光大；为使学员真正领会钩活术的治病原理、掌握钩活术的操作手法；为充分体现这一技术的安全性、有效性、科学性，建立了培训制度和资格认定，对钩活术操作资格进行首次认定、年度培训及年度认定。

学员在申请时，需要提供有效的医师执业证、资格证、职称证复印件，且具备临床经验 5 年的中医执业（助理）、中西医结合执业（助理）、临床执业（助理）、确有专长、乡医资质。学员向中国民间中医医药研究开发协会钩活术专业委员会提交书面申请成功后，进入钩活术理论和实际操作的传承学习。达到试卷考试和临床操作考试 90 分以上者，颁发加盖中国民间中医医药研究开发协会钩活术专业委员会钢印和公章的"三证"（钩活术技术年度培训证书、钩活术钩锃针专利授权年度许可使用证书、钩活术感控指南知识年度培训证书）。学员取得"三证"后到当地卫健委、医保中心管理部门备案，取得钩活术技术操作资格，时限 1 年。

四、年度培训标准及年度操作资格认定

钩活术技术年度培训标准及资格年度认定，是以继续教育的形式，定期对取得钩活术操作资格的医务人员进行年度培训。学员在上一个年度内没有医疗事故的前提下，向中国民间中医医药研究开发协会钩活术专业委员会申请钩活术继续教育年度培训。中国民间中医医药研究开发协会钩活术专业委员会负责每年定期进行继续教育钩活术技术培训，内容包括钩活术的基础理论、手法、影像、适应证、禁忌证。达到钩活术理论与适应证融会贯通、钩活术实践与影像融会贯通、钩活术疗效与其预后融会贯通，完成 24 个钩活术学时，通过临床操作和理论学习达到年度培训标准，且考试考核合格者，中国民间中医医药研究开发协会钩活术专业委员会发放年度"三证"（钩活术技术年度培训证书、钩活术钩锃针专利授权年度许可使用证书、钩活术感控指南知识年度培训证书），作为当地卫生监督和医保行政部门年度检查的依据。

五、卫健委和医保部门备案

以中国民间中医医药研究开发协会钩活术专业委员会颁发的"三证"：钩活术技术年度培训证书、钩活术钩锃针专利授权年度许可使用证书、钩活术感控指南知识年度培训证书为依据，在当地卫生监督和医保部门首次认定备案或年度认定备案。

六、钩活术执业资格的取消和处罚

未取得年度加盟准入钩活术的医疗机构，或未能取得钩活术技术年度培训证书、钩活术钩锃针专利授权年度许可使用证书、钩活术感控指南知识年度培训证书的卫生

技术人员不能从事钩活术临床工作；钩活术执业资格取得期满一年，未能取得下一年度的年度培训"三证"的医务技术人员，自然取消钩活术执业资格，不能从事下一年度的钩活术临床工作；有重大医疗事故或重大医疗纠纷，取消年度培训资格者，自然取消钩活术操作，不能从事下一年度的钩活术临床工作。

期限：钩活术技术年度培训证书、钩活术钩锃针专利授权年度许可使用证书、钩活术感控指南知识年度培训证书（即钩活术年度"三证"）期限为1年。

处罚：未取得钩活术年度"三证"的卫生技术人员，从事钩活术操作的视为超范围执业，按《中华人民共和国执业医师法》的有关条款执行处罚。有关医保的费用为套保，按医保有关的法律法规执行处罚。

钩活术技术诊疗方案和临床路径修订小结：根据专家意见，进一步开展钩活术系列临床科研工作，进一步对钩活术临床疗效进行科学评价，并逐步揭示其生物学机制；实际操作过程中遇到的问题及时改进、调整、总结，进一步规范操作流程；加强对钩活术技术临床应用中的并发症的研究，进一步优化临床路径和实施方案，根据国际惯例5年修订优化一次，逐渐增加钩活术技术优势病种。

附录1 新（魏氏）夹脊穴

新（魏氏）夹脊穴是根据脊柱的生理病理特点，以及脊柱与周围脏器的关系和十二正经、脏腑经络的特点，发现的一组穴位点。本组穴位点位于脊柱两侧，包括脊穴、脊撇穴和脊撇撇穴。脊柱两侧枕骨髁后缘、寰椎下关节面后缘、颈2至腰5椎骨的下关节突、各骶骨棘突下与两侧中间嵴交点在正后部的体表投影点，称为脊穴；脊柱两侧寰椎上关节面后缘、枢椎上关节面后缘、颈2至腰5椎下方椎体的椎板、各骶椎棘突与两侧中间嵴交点在正后部的体表投影点，称为脊撇穴；脊柱两侧同一序数脊穴与撇穴在体表连线的中点，为同一序数的脊撇撇穴。夹脊穴与脊柱椎骨呈倒序排列序号，共83穴。本组穴位点是利用钩活术技术治疗脊柱退变性疾病、脊柱相关疾病、强直性脊柱炎、骨伤科疾病、五脏六腑病、十二正经病的主要穴位点。

魏氏夹脊穴的选穴，是根据脊柱的局部解剖、脊柱的生理特点、交感干分布、脊柱的病理特点、贯穿于脊柱上下的督脉理论、十二正经中膀胱经理论、脏腑经络等理论而选穴的。

魏氏夹脊穴的定位，是以脊柱的骨性标志为基准，以关节突关节为准绳，随骨性标志的变化而变化，利用坐标定位取穴法定位的。

魏氏夹脊穴与脊椎节段的关系见附表1。

附表1 魏氏夹脊穴与脊椎节段的关系

部位	魏氏夹脊83穴
颈段 （24个穴位）	颈1穴（C_7椎） 颈2穴（C_6椎） 颈3穴（C_5椎） 颈4穴（C_4椎） 颈5穴（C_3椎） 颈6穴（C_2椎） 颈7穴（C_1椎） 颈8穴（枕骨髁后缘）
	颈1'穴 颈2'穴 颈3'穴 颈4'穴 颈5'穴 颈6'穴 颈7'穴 颈8'穴
	颈1″穴 颈2″穴 颈3″穴 颈4″穴 颈5″穴 颈6″穴 颈7″穴 颈8″穴
胸段 （36个穴位）	胸1穴（T_{12}椎） 胸2穴（T_{11}椎） 胸3穴（T_{10}椎） 胸4穴（T_9椎） 胸5穴（T_8椎） 胸6穴（T_7椎） 胸7穴（T_6椎） 胸8穴（T_5椎） 胸9穴（T_4椎） 胸10穴（T_3椎） 胸11穴（T_2椎） 胸12穴（T_1椎）
	胸1'穴 胸2'穴 胸3'穴 胸4'穴 胸5'穴 胸6'穴 胸7'穴 胸8'穴 胸9'穴 胸10'穴 胸11'穴 胸12'穴
	胸1″穴 胸2″穴 胸3″穴 胸4″穴 胸5″穴 胸6″穴 胸7″穴 胸8″穴 胸9″穴 胸10″穴 胸11″穴 胸12″穴

续表

部位	魏氏夹脊 83 穴
腰段 （15 个穴位）	腰 1 穴（L_5 椎）　腰 2 穴（L_4 椎）　腰 3 穴（L_3 椎）　腰 4 穴（L_2 椎）　腰 5 穴（L_1 椎）
	腰 1′ 穴　腰 2′ 穴　腰 3′ 穴　腰 4′ 穴　腰 5′ 穴
	腰 1″ 穴　腰 2″ 穴　腰 3″ 穴　腰 4″ 穴　腰 5″ 穴
骶段 （8 个穴位）	骶 1 穴（S_4 椎）　骶 2 穴（S_3 椎）　骶 3 穴（S_2 椎）　骶 4 穴（S_1 椎）
	骶 1″ 穴　骶 2″ 穴　骶 3″ 穴　骶 4″ 穴

魏氏夹脊穴的脊穴、脊撇穴、脊撇撇穴与相邻椎体的关系见附图 1。

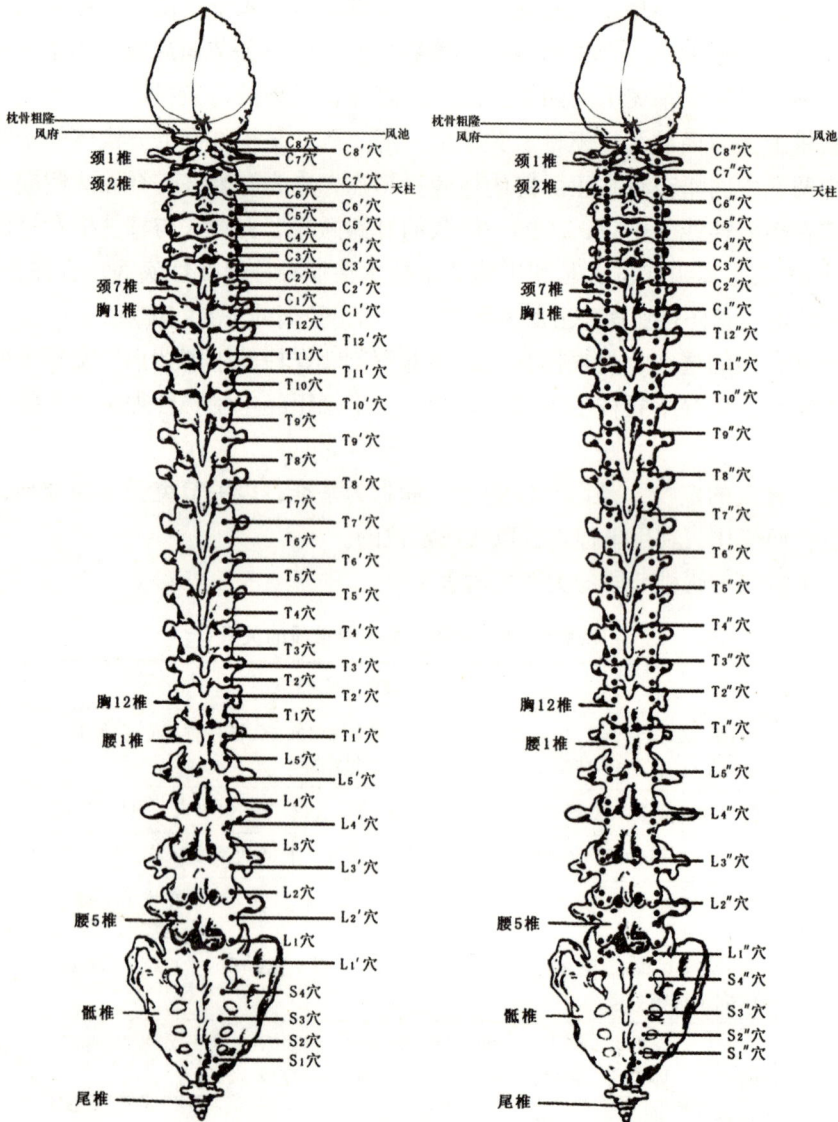

附图 1　魏氏夹脊穴的脊穴、脊撇穴、脊撇撇穴与相邻椎体的关系

新夹脊穴（魏氏夹脊穴）的定位和主治

1. 骶一脊穴（S_1 穴）

[定位]第四骶椎棘突下引一条平行于两侧第四骶后孔的直线，与两侧骶中间嵴的交点，在骶后体表的投影。

[解剖]在臀大肌起始部；布有骶外侧动、静脉后支，第四骶神经后支。

[主治]①腰骶疼痛、白带、腹痛、泄泻、遗尿、痔疾、遗精。②遗尿、妇科慢性炎症、精神性遗精、内外混合痔、脊柱相关疾病等。

注：微类钩锟针慎用钩治。该穴距第四骶神经后支及动、静脉后支很近。

2. 骶一脊撇撇穴（S_1'' 穴）

[定位]骶一脊穴与同侧尾骨角体表连线的中点。

[解剖]在臀大肌起始部；布有骶外侧动、静脉后支，第四骶神经后支。

[主治]同骶一脊穴主治，是局部穴位注射时使用的穴位点，骶一脊穴主治疾病的再治疗或巩固治疗。

注：只注药，不钩治。该穴距第四骶神经后支及动、静脉后支很近，容易误伤。

3. 骶二脊穴（S_2 穴）

[定位]第三骶椎棘突下引一条平行于两侧第三骶后孔的直线，与两侧骶中间嵴的交点，在骶后体表的投影。

[解剖]在臀大肌起始部；布有骶外侧动、静脉后支，布有第三骶神经后支。

[主治]①腰骶疼痛、痛经、泄泻、遗尿。②遗尿、经前期综合征、前列腺炎、脊柱相关疾病等。

注：微类钩锟针慎用钩治。该穴距第三骶神经后支及动、静脉后支很近。

4. 骶二脊撇撇穴（S_2'' 穴）

[定位]骶二脊穴与同侧骶一脊穴体表连线的中点。

[解剖]在臀大肌起始部；布有骶外侧动、静脉后支，第三骶神经后支。

[主治]①同骶二脊穴主治，是局部穴位注射时使用的穴位点。②骶二脊穴主治疾病的再治疗或巩固治疗。

注：只注药，不钩治。该穴距第三骶神经后支及动、静脉后支很近，容易误伤。

5. 骶三脊穴（S_3 穴）

[定位]第二骶椎棘突下引一条平行于两侧第二骶后孔的直线，与两侧骶中间嵴的交点，在骶后体表的投影。

[解剖]在臀大肌起始部；布有骶外侧动、静脉后支，第二骶神经后支。

[主治]①腰骶疼痛、小便不利、遗尿、泄泻。②遗尿、慢性结肠炎、骶尾韧带炎、脊柱相关疾病等。

注：微类钩锟针谨慎钩治。该穴距第二骶神经后支及动、静脉后支很近。

6. 骶三脊撇撇穴（S₃″穴）

[定位]骶三脊穴与同侧骶二脊穴体表连线的中点。

[解剖]在臀大肌起始部；布有骶外侧动、静脉后支，第二骶神经后支。

[主治]①同骶三脊穴主治，是局部穴位注射时使用的穴位点。②用于骶三脊穴主治疾病的再治疗或巩固治疗。

注：只注药，不钩治。该穴距第二骶神经后支及动、静脉后支很近，容易误伤。

7. 骶四脊穴（S₄穴）

[定位]第一骶椎棘突下引一条平行于两侧第一骶后孔的直线，与两侧骶中间嵴的交点，在骶后体表的投影。

[解剖]在骶棘肌、臀大肌起始部；布有骶外侧动、静脉后支，第一骶神经后支。

[主治]①腰骶疼痛、遗尿、遗精、月经不调、白带。②腰椎间盘突出症、遗尿、骶髂融合（强直性脊柱炎）、骶髂退变性疾病。

注：微类钩锃针慎用钩治。该穴距第一骶神经后支及动、静脉后支很近，容易误伤。

8. 骶四脊撇撇穴（S₄″穴）

[定位]骶四脊穴与同侧骶三脊穴体表连线的中点。

[解剖]在骶棘肌、臀大肌起始部；布有骶外侧动、静脉后支，第一骶神经后支。

[主治]①同骶四脊穴主治，是局部穴位注射时使用的穴位点。②用于骶四脊穴主治疾病的再治疗或巩固治疗。

注：只注药，不钩治。该穴距第一骶神经后支及动、静脉后支很近，容易误伤。

9. 腰一脊穴（L₁穴）

[定位]第五腰椎棘突旁，两侧下关节突在腰后的体表投影点。

[解剖]在骶棘肌起始部；布有腰最下动、静脉后支的内侧支，第五腰神经后内侧支。

[主治]①下肢小腿外侧冷、麻、凉、胀、痛、痹、痿；腰、腿放射痛。②腰椎间盘突出症、腰椎退变性疾病、腰椎管狭窄症、强直性脊柱炎、脊柱相关疾病等（骶髂腰段）。

10. 腰一脊撇穴（L₁′穴）

[定位]骶一棘突旁，两侧椎板中央点在腰后的体表投影点。

[解剖]同腰一脊穴解剖位置。

[主治]同腰一脊穴主治，用于腰一脊穴主治疾病的再治疗或巩固治疗。

11. 腰一脊撇撇穴（L₁″穴）

[定位]腰一脊穴与腰一脊撇穴体表连线的中点。

[解剖]同腰一脊穴解剖位置。

[主治]①同腰一脊穴主治，是局部穴位注射时使用的穴位点。②腰一脊穴主治疾病的再治疗或巩固治疗。

注：只注药，不钩治，防止损伤关节囊或神经、血管。

12. 腰二脊穴（L₂ 穴）

［定位］第四腰椎棘突旁，两侧下关节突在腰后的体表投影点。

［解剖］有腰背筋膜、骶棘肌；布有第四腰动、静脉后支，第四腰神经后内侧支。

［主治］①下肢痛、下肢痿痹、腰痛。②腰椎间盘突出症、腰椎退变性疾病、腰椎管狭窄症、强直性脊柱炎、脊柱相关疾病等（骶髂腰段）。

13. 腰二脊撇穴（L₂′ 穴）

［定位］第五腰椎棘突旁，两侧椎板中央点在腰后的体表投影点。

［解剖］同腰二脊穴解剖位置。

［主治］同腰二脊穴主治，用于腰二脊穴主治疾病的再治疗或巩固治疗。

14. 腰二脊撇撇穴（L₂″ 穴）

［定位］腰二脊穴与腰二脊撇穴体表连线的中点。

［解剖］同腰二脊穴解剖位置。

［主治］①同腰二脊穴主治，是局部穴位注射时使用的穴位点。②用于腰二脊穴主治疾病的再治疗或巩固治疗。

注：只注药，不钩治，防止损伤关节囊或神经、血管。

15. 腰三脊穴（L₃ 穴）

［定位］第三腰椎棘突旁，两侧下关节突在腰后的体表投影点。

［解剖］有腰背筋膜、骶棘肌；布有第三腰动、静脉后支，第三腰神经后内侧支，深层为腰丛。

［主治］①腰痛、下肢痛、下肢痿痹。②腰椎间盘突出症、腰椎退变性疾病、腰椎管狭窄症、腰段强直性脊柱炎、脊柱相关疾病等。

16. 腰三脊撇穴（L₃′ 穴）

［定位］第四腰椎棘突旁，两侧椎板中央点在腰后的体表投影点。

［解剖］同腰三脊穴解剖位置。

［主治］同腰三脊穴主治，用于腰三脊穴主治疾病的再治疗或巩固治疗。

17. 腰三脊撇撇穴（L₃″ 穴）

［定位］腰三脊穴与腰三脊撇穴体表连线的中点。

［解剖］同腰三脊穴解剖位置。

［主治］①同腰三脊穴主治，是局部穴位注射时使用的穴位点。②用于腰三脊穴主治疾病的再治疗或巩固治疗。

注：只注药，不钩治，防止损伤关节囊或神经、血管。

18. 腰四脊穴（L₄ 穴）

［定位］第二腰椎棘突旁，两侧下关节突在腰后的体表投影点。

［解剖］有腰背筋膜、骶棘肌；布有第二腰动、静脉后支，第二腰神经后内侧支，深层为腰丛。

[主治]①腰痛、腰酸、腰部不适。②腰椎间盘突出症、腰椎退变性疾病、腰椎管狭窄症、腰段强直性脊柱炎、脊柱相关疾病等。

19. 腰四脊撇穴（L₄′穴）

[定位]第三腰椎棘突旁，两侧椎板中央点在腰后的体表投影点。

[解剖]同腰四脊穴解剖位置。

[主治]同腰四脊穴主治，用于腰四脊穴主治疾病的再治疗或巩固治疗。

20. 腰四脊撇撇穴（L₄″穴）

[定位]腰四脊穴与腰四脊撇穴体表连线的中点。

[解剖]同腰四脊穴解剖位置。

[主治]①同腰四脊穴主治，是局部穴位注射时使用的穴位点。②用于腰四脊穴主治疾病的再治疗或巩固治疗。

注：只注药，不钩治，防止损伤关节囊或神经、血管。

21. 腰五脊穴（L₅穴）

[定位]第一腰椎棘突旁，两侧下关节突在腰后的体表投影点。

[解剖]有腰背筋膜、骶棘肌；布有第一腰动、静脉后支，深层为第一腰神经后内侧支。

[主治]①腰背强痛、腹胀、泄泻、便秘、水肿。②腰椎间盘突出症、腰椎退变性疾病、腰椎管狭窄症、腰段强直性脊柱炎、神经性腹泻、神经性便秘。

22. 腰五脊撇穴（L₅′穴）

[定位]第二腰椎棘突旁，两侧椎板中央点在腰后的体表投影点。

[解剖]同腰五脊穴解剖位置。

[主治]同腰五脊穴主治，用于腰五脊穴主治疾病的再治疗或巩固治疗。

23. 腰五脊撇撇穴（L₅″穴）

[定位]腰五脊穴与腰五脊撇穴体表连线的中点。

[解剖]同腰五脊穴解剖位置。

[主治]①同腰五脊穴主治，是局部穴位注射时使用的穴位点。②用于腰五脊穴主治疾病的再治疗或巩固治疗。

注：只注药，不钩治，防止损伤关节囊或神经、血管。

24. 胸一脊穴（T₁穴）

[定位]第十二胸椎棘突旁，两侧下关节突在背后的体表投影点。

[解剖]有腰背筋膜、骶棘肌；布有肋下动、静脉后支，深层为第十二胸神经后内侧支。

[主治]①胸胁痛、胃脘痛、呕吐、腹胀、肠鸣。②胸椎退变性疾病（胸椎脊神经受累）、脊源性慢性结肠炎、胸段强直性脊柱炎、脊柱相关疾病等。

25. 胸一脊撇穴（T₁′穴）

[定位]第一腰椎棘突旁，两侧椎板中央点在背后的体表投影点。

［解剖］同胸一脊穴解剖位置。

［主治］同胸一脊穴主治，用于胸一脊穴主治疾病的再治疗或巩固治疗。

26. 胸一脊撇撇穴（T_1'' 穴）

［定位］在胸一脊穴与胸一脊撇穴体表连线的中点。

［解剖］同胸一脊穴解剖位置。

［主治］①同胸一脊穴主治，是局部穴位注射时使用的穴位点。②用于胸一脊穴主治疾病的再治疗或巩固治疗。

注：只注药，不钩治，防止损伤关节囊或神经、血管。

27. 胸二脊穴（T_2 穴）

［定位］第十一胸椎棘突旁，两侧下关节突在背后的体表投影点。

［解剖］有背阔肌、骶棘肌；布有第十一肋间动、静脉后支，深层为第十一胸神经后内侧支。

［主治］①胸胁痛、腹胀、黄疸、呕吐、泄泻。②胸椎退变性疾病（胸椎脊神经受累）、脊源性慢性结肠炎、脊源性慢性胆囊炎、胸段强直性脊柱炎、脊柱相关疾病等。

28. 胸二脊撇穴（T_2' 穴）

［定位］第十二胸椎棘突旁，两侧椎板中央点在背后的体表投影点。

［解剖］同胸二脊穴解剖位置。

［主治］同胸二脊穴主治，用于胸二脊穴主治疾病的再治疗或巩固治疗。

29. 胸二脊撇撇穴（T_2'' 穴）

［定位］在胸二脊穴与胸二脊撇穴体表连线的中点。

［解剖］同胸二脊穴解剖位置。

［主治］①同胸二脊穴主治，是局部穴位注射时使用的穴位点。②用于胸二脊穴主治疾病的再治疗或巩固治疗。

注：只注药，不钩治，防止损伤关节囊或神经、血管。

30. 胸三脊穴（T_3 穴）

［定位］第十胸椎棘突旁，两侧下关节突在背后的体表投影点。

［解剖］有下后锯肌、骶棘肌；布有第十肋间动、静脉后支，深层为第十胸神经后内侧支。

［主治］①胸胁痛、黄疸、口苦。② 胸椎退变性疾病（胸椎脊神经受累）、脊源性慢性胆囊炎、胸段强直性脊柱炎、脊柱相关疾病等。

31. 胸三脊撇穴（T_3' 穴）

［定位］第十一胸椎棘突旁，两侧椎板中央点在背后的体表投影点。

［解剖］同胸三脊穴解剖位置。

［主治］同胸三脊穴主治，用于胸三脊穴主治疾病的再治疗或巩固治疗。

32. 胸三脊撇撇穴（T_3'' 穴）

［定位］胸三脊穴与胸三脊撇穴体表连线的中点。

［解剖］同胸三脊穴解剖位置。

［主治］①同胸三脊穴主治，是局部穴位注射时使用的穴位点。②用于胸三脊穴主治疾病的再治疗或巩固治疗。

注：只注药，不钩治，防止损伤关节囊或神经、血管。

33. 胸四脊穴（T₄穴）

［定位］第九胸椎棘突旁，两侧下关节突在背后的体表投影点。

［解剖］有下后锯肌、骶棘肌；布有第九肋间动、静脉后支，深层为第九胸神经后内侧支。

［主治］①脊背痛、胁痛、黄疸、呕血。②胸椎退变性疾病（胸椎脊神经受累）、脊源性慢性胆囊炎、脊源性慢性胃炎、脊源性慢性胰腺炎、胸段强直性脊柱炎、脊柱相关疾病等。

34. 胸四脊撇穴（T₄′穴）

［定位］第十胸椎棘突旁，两侧椎板中央点在背后的体表投影点。

［解剖］同胸四脊穴解剖位置。

［主治］同胸四脊穴主治，用于胸四脊穴主治疾病的再治疗或巩固治疗。

35. 胸四脊撇撇穴（T₄″穴）

［定位］在胸四脊穴与胸四脊撇穴体表连线的中点。

［解剖］同胸四脊穴解剖位置。

［主治］①同胸四脊穴主治，是局部穴位注射时使用的穴位点。②用于胸四脊穴主治疾病的再治疗或巩固治疗。

注：只注药，不钩治，防止损伤关节囊或神经、血管。

36. 胸五脊穴（T₅穴）

［定位］第八胸椎棘突旁，两侧下关节突在背后的体表投影点。

［解剖］有骶棘肌；布有第八肋间动、静脉后支，深层为第八胸神经后内侧支。

［主治］①脊背痛、胁痛、黄疸、呕血、胃痛、腹胀、腹泻。②胸椎退变性疾病（胸椎脊神经受累）、脊源性慢性胆囊炎、脊源性慢性胃炎、脊源性慢性胰腺炎、胸椎强直性脊柱炎、脊柱相关疾病等。

37. 胸五脊撇穴（T₅′穴）

［定位］第九胸椎棘突旁，两侧椎板中央点在背后的体表投影点。

［解剖］同胸五脊穴解剖位置。

［主治］同胸五脊穴主治，用于胸五脊穴主治疾病的再治疗或巩固治疗。

38. 胸五脊撇撇穴（T₅″穴）

［定位］在胸五脊穴与胸五脊撇穴体表连线的中点。

［解剖］同胸五脊穴解剖位置。

［主治］①同胸五脊穴主治，是局部穴位注射时使用的穴位点。②用于胸五脊穴主治疾病的再治疗或巩固治疗。

注：只注药，不钩治，防止损伤关节囊或神经、血管。

39. 胸六脊穴（T₆穴）

[定位]第七胸椎棘突旁，两侧下关节突在背后的体表投影点。

[解剖]有骶棘肌；布有第七肋间动、静脉后支，深层为第七胸神经后内侧支。

[主治]①胁痛、胸痛、腹胀、腹泻。②胸椎退变性疾病（胸椎脊神经受累）、脊源性结肠炎、胸椎强直性脊柱炎、脊柱相关疾病等。

40. 胸六脊撇穴（T₆′穴）

[定位]第八胸椎棘突旁，两侧椎板中央点在背后的体表投影点。

[解剖]同胸六脊穴解剖位置。

[主治]同胸六脊穴主治，用于胸六脊穴主治疾病的再治疗或巩固治疗。

41. 胸六脊撇撇穴（T₆″穴）

[定位]在胸六脊穴与胸六脊撇穴体表连线的中点。

[解剖]同胸六脊穴解剖位置。

[主治]①同胸六脊穴主治，是局部穴位注射时使用的穴位点。②用于胸六脊穴主治疾病的再治疗或巩固治疗。

注：只注药，不钩治，防止损伤关节囊或神经、血管。

42. 胸七脊穴（T₇穴）

[定位]第六胸椎棘突旁，两侧下关节突在背后的体表投影点。

[解剖]有斜方肌、骶棘肌；布有第六肋间动、静脉后支，深层为第六胸神经后内侧支。

[主治]①胁痛、脊背痛、胃痛、腹胀。②胸椎退变性疾病（胸椎脊神经受累）、脊源性胃病、脊源性肠炎、胸椎强直性脊柱炎、脊柱相关疾病等。

43. 胸七脊撇穴（T₇′穴）

[定位]第七胸椎棘突旁，两侧椎板中央点在背后的体表投影点。

[解剖]同胸七脊穴解剖位置。

[主治]同胸七脊穴主治，用于胸七脊穴主治疾病的再治疗或巩固治疗。

44. 胸七脊撇撇穴（T₇″穴）

[定位]在胸七脊穴与胸七脊撇穴体表连线的中点。

[解剖]同胸七脊穴解剖位置。

[主治]①同胸七脊穴主治，是局部穴位注射时使用的穴位点。②用于胸七脊穴主治疾病的再治疗或巩固治疗。

注：只注药，不钩治，防止损伤关节囊或神经、血管。

45. 胸八脊穴（T₈穴）

[定位]第五胸椎棘突旁，两侧下关节突在背后的体表投影点。

[解剖]有斜方肌、菱形肌，深层为骶棘肌；布有第五肋间动、静脉后支，深层为第五胸神经后内侧支。

[主治]①背痛、心痛、惊悸。②胸椎退变性疾病（胸椎脊神经受累）、脊源性心绞痛、脊源性冠心病、胸椎强直性脊柱炎、脊柱相关疾病等。

46. 胸八脊撇穴（T_8' 穴）

[定位]第六胸椎棘突旁，两侧椎板中央点在背后的体表投影点。

[解剖]同胸八脊穴解剖位置。

[主治]同胸八脊穴主治，用于胸八脊穴主治疾病的再治疗或巩固治疗。

47. 胸八脊撇撇穴（T_8'' 穴）

[定位]在胸八脊穴与胸八脊撇穴体表连线的中点。

[解剖]同胸八脊穴解剖位置。

[主治]①同胸八脊穴主治，是局部穴位注射时使用的穴位点。②用于胸八脊穴主治疾病的再治疗或巩固治疗。

注：只注药，不钩治，防止损伤关节囊或神经、血管。

48. 胸九脊穴（T_9 穴）

[定位]第四胸椎棘突旁，两侧下关节突在背后的体表投影点。

[解剖]有斜方肌、菱形肌，深层为骶棘肌；布有第四肋间动、静脉后支，深层为第四胸神经后内侧支。

[主治]①背痛、乳房胀痛、乳房肿块、乳房硬结、心痛、胸闷。②胸椎退变性疾病（胸椎脊神经受累）、脊源性乳腺增生症、脊源性冠心病、胸椎强直性脊柱炎、脊柱相关疾病等。

49. 胸九脊撇穴（T_9' 穴）

[定位]第五胸椎棘突旁，两侧椎板中央点在背后的体表投影点。

[解剖]同胸九脊穴解剖位置。

[主治]同胸九脊穴主治，用于胸九脊穴主治疾病的再治疗或巩固治疗。

50. 胸九脊撇撇穴（T_9'' 穴）

[定位]在胸九脊穴与胸九脊撇穴体表连线的中点。

[解剖]同胸九脊穴解剖位置。

[主治]①同胸九脊穴主治，是局部穴位注射时使用的穴位点。②用于胸九脊穴主治疾病的再治疗或巩固治疗。

注：只注药，不钩治，防止损伤关节囊或神经、血管。

51. 胸十脊穴（T_{10} 穴）

[定位]第三胸椎棘突旁，两侧下关节突在背后的体表投影点。

[解剖]有斜方肌、菱形肌，深层为骶棘肌；布有第三肋间动、静脉后支，深层为第三胸神经后内侧支。

[主治]①肩背痛、鼻塞、流涕、头痛、咳嗽、气喘。②胸椎退变性疾病（胸椎脊神经受累）、脊源性鼻炎、脊源性支气管炎、胸椎强直性脊柱炎、脊柱相关疾病等。

52. 胸十脊撇穴（T_{10}' 穴）

［定位］第四胸椎棘突旁，两侧椎板中央点在背后的体表投影点。

［解剖］同胸十脊穴解剖位置。

［主治］同胸十脊穴主治，用于胸十脊穴主治疾病的再治疗或巩固治疗。

53. 胸十脊撇撇穴（T_{10}'' 穴）

［定位］在胸十脊穴与胸十脊撇穴体表连线的中点。

［解剖］同胸十脊穴解剖位置。

［主治］①同胸十脊穴主治，是局部穴位注射时使用的穴位点。②用于胸十脊穴主治疾病的再治疗或巩固治疗。

注：只注药，不钩治，防止损伤关节囊或神经、血管。

54. 胸十一脊穴（T_{11} 穴）

［定位］第二胸椎棘突旁，两侧下关节突在背后的体表投影点。

［解剖］有斜方肌、菱形肌、上后锯肌，深层为骶棘肌；布有第二肋间动、静脉后支，深层为第二胸神经后内侧支。

［主治］①胸背痛、咳嗽、发热、喘憋、头痛。②胸椎退变性疾病（胸椎脊神经受累）、脊源性支气管炎、脊源性哮喘、胸段强直性脊柱炎、脊柱相关疾病等。

55. 胸十一脊撇穴（T_{11}' 穴）

［定位］第三胸椎棘突旁，两侧椎板中央点在背后的体表投影点。

［解剖］同胸十一脊穴解剖位置。

［主治］同胸十一脊穴主治，用于胸十一脊穴主治疾病的再治疗或巩固治疗。

56. 胸十一脊撇撇穴（T_{11}'' 穴）

［定位］在胸十一脊穴与胸十一脊撇穴体表连线的中点。

［解剖］同胸十一脊穴解剖位置。

［主治］①同胸十一脊穴主治，是局部穴位注射时使用的穴位点。②用于胸十一脊穴主治疾病的再治疗或巩固治疗。

注：只注药，不钩治，防止损伤关节囊或神经、血管。

57. 胸十二脊穴（T_{12} 穴）

［定位］第一胸椎棘突旁，两侧下关节突在背后的体表投影点。

［解剖］有斜方肌、菱形肌、上后锯肌，深层为骶棘肌；布有第一肋间动、静脉后支，深层为第一胸神经后内侧支。

［主治］①肩背痛、臂痛、指麻、咳嗽、痰多、气短、鼻塞、发热。②颈椎病（臂丛神经受累）、胸椎退变性疾病（胸椎脊神经受累）、脊源性支气管炎、脊源性鼻炎、胸段强直性脊柱炎、脊柱相关疾病等。

58. 胸十二脊撇穴（T_{12}' 穴）

［定位］第二胸椎棘突旁，两侧椎板中央点在背后的体表投影点。

［解剖］同胸十二脊穴解剖位置。

[主治]同胸十二脊穴主治，用于胸十二脊穴主治疾病的再治疗或巩固治疗。

59. 胸十二脊撇撇穴（T_{12}'' 穴）

[定位]在胸十二脊穴与胸十二脊撇穴体表连线的中点。

[解剖]同胸十二脊穴解剖位置。

[主治]①同胸十二脊穴主治，是局部穴位注射时使用的穴位点。②用于胸十二脊穴主治疾病的再治疗或巩固治疗。

注：只注药，不钩治，防止损伤关节囊或神经、血管。

60. 颈一脊穴（C_1 穴）

[定位]第七颈椎棘突旁，两侧下关节突在颈后体表的投影点。

[解剖]有斜方肌、头夹肌、颈夹肌，深层为骶棘肌、头半棘肌；布有椎动脉、椎静脉，深层为第八颈神经后内侧支。

[主治]①上肢痛、肩背痛、指痛、咳嗽、气喘、发热、头痛、项强、外感、鼻塞、流涕。②颈椎病（以臂丛神经受累为主）、颈段强直性脊柱炎、脊柱相关疾病等。

61. 颈一脊撇穴（C_1' 穴）

[定位]第一胸椎棘突旁，两侧椎板中央点在颈后的体表投影点。

[解剖]同颈一脊穴解剖位置。

[主治]同颈一脊穴主治，用于颈一脊穴主治疾病的再治疗或巩固治疗。

62. 颈一脊撇撇穴（C_1'' 穴）

[定位]在颈一脊穴与颈一脊撇穴体表连线的中点。

[解剖]同颈一脊穴解剖位置。

[主治]①同颈一脊穴主治，是局部穴位注射时使用的穴位点。②用于颈一脊穴主治疾病的再治疗或巩固治疗。

注：只注药，不钩治，防止损伤关节囊或神经、血管。

63. 颈二脊穴（C_2 穴）

[定位]第六颈椎棘突旁，两侧下关节突在颈后体表的投影点。

[解剖]有斜方肌、头夹肌、颈夹肌，深层为骶棘肌、头半棘肌；布有椎动脉、椎静脉，深层为第七颈神经后内侧支。

[主治]①上肢痛、肩背痛、指痛、头晕、头痛、恶心、呕吐、项强、咽部异物感、咳喘、心悸。②颈椎病（以臂丛神经、交感神经受累为主）、颈段强直性脊柱炎、脊柱相关疾病等。

64. 颈二脊撇穴（C_2' 穴）

[定位]第七颈椎棘突旁，两侧椎板中央点在颈后的体表投影点。

[解剖]同颈二脊穴解剖位置。

[主治]同颈二脊穴主治，用于颈二脊穴主治疾病的再治疗或巩固治疗。

65. 颈二脊撇撇穴（C_2'' 穴）

[定位]颈二脊穴与颈二脊撇穴体表连线的中点。

［解剖］同颈二脊穴解剖位置。

［主治］①同颈二脊穴主治，是局部穴位注射时使用的穴位点。②用于颈二脊穴主治疾病的再治疗或巩固治疗。

注：只注药，不钩治，防止损伤关节囊或神经、血管。

66. 颈三脊穴（C_3穴）

［定位］第五颈椎棘突旁，两侧下关节突在颈后体表的投影点。

［解剖］有斜方肌、头夹肌、颈夹肌，深层为骶棘肌、头半棘肌；有椎动脉的横突部与该部椎静脉的丛环，深层为第六颈神经后内侧支。

［主治］①臂痛、肩背痛、指痛、颈痛、颈僵、项强、头晕、头痛、失眠、健忘、不寐。②颈椎病（以臂丛神经、交感神经受累为主）、颈段强直性脊柱炎、脊柱相关疾病等。

67. 颈三脊撇穴（C_3'穴）

［定位］第六颈椎棘突旁，两侧椎板中央点在颈后的体表投影点。

［解剖］同颈三脊穴解剖位置。

［主治］同颈三脊穴主治，用于颈三脊穴主治疾病的再治疗或巩固治疗。

68. 颈三脊撇撇穴（C_3''穴）

［定位］在颈三脊穴与颈三脊撇穴体表连线的中点。

［解剖］同颈三脊穴解剖位置。

［主治］①同颈三脊穴主治，是局部穴位注射时使用的穴位点。②用于颈三脊穴主治疾病的再治疗或巩固治疗。

注：只注药，不钩治，防止损伤关节囊或神经、血管。

69. 颈四脊穴（C_4穴）

［定位］第四颈椎棘突旁，两侧下关节突在颈后体表的投影点。

［解剖］有斜方肌，深层为骶棘肌、头半棘肌；有椎动脉的横突部与该部椎静脉的丛环，深层为第五颈神经后内侧支。

［主治］①项强、项痛、头晕、头痛、呕吐、鼻塞、流涕、胸闷、失眠。②颈椎病（以颈丛神经、交感神经受累为主）、颈段强直性脊柱炎、脊柱相关疾病等。

70. 颈四脊撇穴（C_4'穴）

［定位］第五颈椎棘突旁，两侧椎板中央点在颈后的体表投影点。

［解剖］同颈四脊穴解剖位置。

［主治］同颈四脊穴主治，用于颈四脊穴主治疾病的再治疗或巩固治疗。

71. 颈四脊撇撇穴（C_4''穴）

［定位］颈四脊穴与颈四脊撇穴体表连线的中点。

［解剖］同颈四脊穴解剖位置。

［主治］①同颈四脊穴主治，是局部穴位注射时使用的穴位点。②用于颈四脊穴主治疾病的再治疗或巩固治疗。

注：只注药，不钩治，防止损伤关节囊或神经、血管。

72. 颈五脊穴（C₅ 穴）

［定位］第三颈椎棘突旁，两侧下关节突在颈后体表的投影点。

［解剖］有斜方肌，深层为骶棘肌、头半棘肌；有椎动脉的横突部与该部椎静脉的丛环，深层为第四颈神经后内侧支。

［主治］①头项痛、项强、眩晕、耳鸣、目痛、鼻塞。②颈椎病（以颈丛神经受累为主）、颈段强直性脊柱炎、脊柱相关疾病等。

73. 颈五脊撇穴（C₅′ 穴）

［定位］第四颈椎棘突旁，两侧椎板中央点在颈后的体表投影点。

［解剖］同颈五脊穴解剖位置。

［主治］同颈五脊穴主治，用于颈五脊穴主治疾病的再治疗或巩固治疗。

74. 颈五脊撇撇穴（C₅″ 穴）

［定位］颈五脊穴与颈五脊撇穴体表连线的中点。

［解剖］同颈五脊穴解剖位置。

［主治］①同颈五脊穴主治，是局部穴位注射时使用的穴位点。②用于颈五脊穴主治疾病的再治疗或巩固治疗。

注：只注药，不钩治，防止损伤关节囊或神经、血管。

75. 颈六脊穴（C₆ 穴）

［定位］第二颈椎棘突旁，两侧下关节突在颈后体表的投影点。

［解剖］有斜方肌，深层为骶棘肌、头半棘肌；有椎动脉的横突部与该部椎静脉的丛环，深层为第三颈神经后内侧支。

［主治］①颈痛、头项痛、项强、眩晕、耳鸣、目痛、鼻塞。②颈椎病（以颈丛神经受累为主）、颈段强直性脊柱炎、脊柱相关疾病等。

76. 颈六脊撇穴（C₆′ 穴）

［定位］第三颈椎棘突旁，两侧椎板中央点在颈后的体表投影点。

［解剖］同颈六脊穴解剖位置。

［主治］同颈六脊穴主治，用于颈六脊穴主治疾病的再治疗或巩固治疗。

77. 颈六脊撇撇穴（C₆″ 穴）

［定位］颈六脊穴与颈六脊撇穴体表连线的中点。

［解剖］同颈六脊穴解剖位置。

［主治］①同颈六脊穴主治，是局部穴位注射时使用的穴位点。②用于颈六脊穴主治疾病的再治疗或巩固治疗。

注：只注药，不钩治，防止损伤关节囊或神经、血管。

78. 颈七脊穴（C₇ 穴）

［定位］寰椎后结节旁，两侧下关节面后缘在颈后体表的投影点。

［解剖］有斜方肌，深层为骶棘肌、椎枕肌；有椎动脉的横突部与该部椎静脉的丛

环，深层为第二颈神经。

[主治]①头项痛、项强、眩晕、耳鸣、目痛、鼻塞、癫、狂、痫、热病。②颈椎病（以颈丛神经受累为主）、颈段强直性脊柱炎、脊柱相关疾病等。

注：慎用钩治，因没有椎弓下椎间孔，第二颈神经裸露在寰椎后结节旁。如必须钩治，则只选微类内板 1.2 型钩锂针。此法不安全，最好不钩。

79. 颈七脊撇穴（C_7'穴）

[定位]枢椎棘突旁，两侧上关节面后缘在颈后体表的投影点。

[解剖]同颈七脊穴解剖位置。

[主治]同颈七脊穴主治，用于颈七脊穴主治疾病的再治疗或巩固治疗。

注：只注药，不钩治（两侧寰枢关节囊后缘下方有椎动脉第二颈神经通过，如果钩治容易误伤椎动脉、脊神经或关节囊）。

80. 颈七脊撇撇穴（C_7''穴）

[定位]颈七脊穴与颈七脊撇穴体表连线的中点。

[解剖]同颈七脊穴解剖位置。

[主治]①同颈七脊穴主治，是局部穴位注射时使用的穴位点。②用于颈七脊穴主治疾病的再治疗或巩固治疗。

注：只注药，不钩治（两侧寰枢关节囊后缘下方有椎动脉第二颈神经通过，如果钩治容易误伤椎动脉、脊神经或关节囊）。

81. 颈八脊穴（C_8穴）

[定位]寰椎后结节旁，两侧枕骨髁后缘在枕后部投影。

[解剖]有斜方肌，深层为骶棘肌止点、椎枕肌；布有椎内静脉丛和来自颈深部的小静脉，深层为第一颈神经。

[主治]①头晕、目眩、耳鸣、头痛、失眠、多梦、心悸、健忘、精神抑郁、胆怯、烦躁、热病、癫、狂、痫。②颈椎病（以椎动脉受累为主）、寰枢关节紊乱综合征、脊柱相关疾病等。

注：慎用钩治，因没有椎弓下椎间孔，第一颈神经裸露在寰椎后结节旁。如必须钩治，则只选微类内板 1.2 型钩锂针。此法不安全，最好不钩。

82. 颈八脊撇穴（C_8'穴）

[定位]寰椎后结节旁，寰椎两侧上关节凹后缘在颈后部体表投影点。

[解剖]同颈八脊穴解剖位置。

[主治]同颈八脊穴主治，用于颈八脊穴主治疾病的再治疗或巩固治疗。

注：只注药，不钩治（寰椎后结节两侧上关节面后缘下方有椎动脉、第一颈神经通过，如果钩治容易误伤椎动脉、脊神经）。

83. 颈八脊撇撇穴（C_8''穴）

[定位]颈八脊穴与颈八脊撇穴体表连线的中点。

[解剖]同颈八脊穴解剖位置。

[主治]①同颈八脊穴主治，是局部穴位注射时使用的穴位点。②用于颈八脊穴主治疾病的再治疗或巩固治疗。

注：只注药，不钩治（两侧寰枕关节囊后缘下方有椎动脉、第一颈神经通过，如果钩治容易误伤椎动脉、脊神经或关节囊）。

【按语】

①穴位：按骶、腰、胸、颈椎椎骨的序数呈倒序排列。

②脊穴：脊柱两侧枕骨髁后缘、寰椎下关节面后缘、颈2至腰5椎骨的下关节突、骶骨各棘突下与两侧中间嵴交点在正后部的体表投影点，称为脊穴。共29个穴位。

③脊撇穴：脊柱两侧寰椎上关节凹后缘、枢椎上关节面后缘、颈2至腰5椎下一个椎骨椎板的中央点，骶椎各棘突上与两侧中间嵴交点在正后部的体表投影点，称为脊撇穴。共25个穴位。

④脊撇撇穴：脊柱两侧同一序数脊穴与脊撇穴在体表连线的中点，为同一序数的脊撇撇穴（只注药，不钩治，防止损伤关节囊或神经、血管）。共29个穴位。

⑤同一序数的脊穴、脊撇穴、脊撇撇穴在同一条竖线上。

⑥新夹脊穴椎骨侧摆、旋转，脊柱侧弯按坐标定位法定位。

附录 2　魏氏骨关节特定穴

　　魏氏骨关节特定穴是根据肩关节、肘关节、腕关节、髋关节、膝关节、踝关节、骨减压的局部解剖位置、各关节功能、病理特点、十二经筋的生理病理、各关节易损部位、六淫外邪易侵的经络等定位选穴的。

一、肩三穴

1. 喙突穴

定位：锁骨外 1/3 与中 1/3 交点之下 2cm 处的骨性标志。

解剖：皮肤、皮下组织、肱二头肌短头起点、喙肱肌起点、胸小肌起点，深部喙肱韧带、喙锁韧带、喙肩韧带、斜方韧带、锥状韧带。

主治：①肩痛、肩动不利、肩部冷凉、肩痹证。②肩周炎、肩部撞击综合征。

2. 肩峰下滑囊穴

定位：肩峰下凹陷中。

解剖：皮肤、皮下组织、三角肌、腱袖、肩峰下滑囊。

主治：①肩痛、肩痹、肩部痿证。②肩峰下滑囊炎、肩周炎、肩部撞击综合征、糖尿病性肩部疼痛、糖尿病性肩部神经炎。

3. 结节间沟穴

定位：大结节与小结节之间的凹陷中。

解剖：皮肤、皮下组织、三角肌、腱袖、肱二头肌长头腱鞘。

主治：①肩痛、肩损、肩痹、项痛。②肱二头肌长头肌腱炎、肩部撞击综合征、颈肩综合征、肩周炎。

小结：根据肩部的特殊结构取穴定位。肩三穴用于治疗肩周围疾病，三穴可联合治疗，也可单独钩治。临床根据症状辨证取穴配伍，一般取 1～2 个穴位。如喙突穴 + 肩峰下滑囊穴，或喙突穴 + 结节间沟穴等。

二、肘三穴

1. 肱骨内上髁穴

定位：肱骨下端肘关节尺侧骨性突起处。

解剖：皮肤、皮下组织、前臂屈腕肌群的起点。

主治：①肘痛、肘损、肘僵、肘痹、肘部伤筋。②肱骨内上髁炎、退行性肘关节炎、外伤性肘关节粘连综合征。

2. 肱骨外上髁穴

定位：肱骨下端肘关节桡侧骨性突起。

解剖：皮肤、皮下组织、肱二头肌止点。

主治：①肘损、肘痹、肘部伤筋。②肱骨外上髁炎、退行性肘关节炎、外伤性肘关节粘连综合征。

3. 尺骨鹰嘴上穴

定位：肘关节屈曲，肱骨鹰嘴窝处。

解剖：皮肤、皮下组织、肱三头肌止点。

主治：①肘痹、肘僵。②退行性肘关节炎，外伤性肘关节粘连综合征。

小结：根据肘部的特殊结构取穴定位。肘三穴用于治疗肘周围疾病，三穴可联合治疗，也可单独钩治。根据临床症状辨证取穴配伍，一般单独取穴，特殊情况联合取穴。

三、腕三穴

1. 腕内穴

定位：内关穴延伸于掌心部与腕横纹的连线交界处，掌长肌与桡侧腕屈肌腱之间。

解剖：皮肤、皮下组织、掌长肌腱外缘、屈肌支持带、腕横韧带。

主治：①腕痹、腕痛、呕吐、心悸、胸闷。②腕管综合征、神经性呕吐、神经性心悸、心动过速、心动过缓、腕关节炎。

2. 腕外穴

定位：外关穴延伸于掌背部与腕横纹的连线交界处，指伸肌腱外缘，与腕内穴对应。

解剖：皮肤、皮下组织、伸肌支持带、腕背伸肌腱鞘。

主治：①腕痛、伤风、头痛、头晕、目眩。②腕背伸肌腱鞘炎、神经性头痛、抑郁症、腕关节炎。

3. 腕上穴

定位：列缺穴向拇指延伸，与腕横纹交界处的凹陷内，指长展肌与拇短伸肌肌腱外缘。

解剖：皮肤、皮下组织、伸肌支持带、腱鞘。

主治：①局部伤筋、腕痹。②桡骨茎突狭窄性腱鞘炎、腱鞘囊肿、腕部关节炎。

小结：根据腕部的特殊结构取穴定位。腕三穴不仅是治疗腕关节周围疾病的穴位，同时也是近病远取的特殊穴位，治疗相关的交感性疾病、自主神经紊乱性疾病等，三穴可联合治疗，也可单独钩治。根据临床症状辨证取穴配伍，一般情况选取 2 个穴位，如腕内穴＋腕上穴，或腕外穴＋腕上穴等。

四、髋三穴

1. 股骨大转子穴

定位：股骨大转子外侧高点的体表投影。

解剖：皮肤、皮下组织，臀中肌、臀小肌起点，梨状肌止点。

主治：①髋痛、痹证。②大转子疼痛综合征、大转子滑囊炎、梨状肌综合征、强直性脊柱炎、弹响髋、股骨头坏死、髋关节退变性关节炎。

2. 股骨颈穴

定位：转子间嵴中点内上 1cm 的体表投影处。

解剖：皮肤、皮下组织、臀大肌、梨状肌、轮匝带。

主治：①髋痛、痹证。②梨状肌综合征、股骨头坏死、髋关节退变性关节炎、强直性脊柱炎。

3. 股骨头穴

定位：髋臼唇后上缘的体表投影处。

解剖：皮肤、皮下组织、臀大肌、梨状肌。

主治：①髋痛、痹证。②股骨头坏死、髋关节退变性关节炎、强直性脊柱炎。

小结：根据髋部的特殊结构取穴定位。髋三穴可用于治疗髋周围疾病，同时对股骨头坏死、强直性脊椎炎对骶髂及股骨头的侵犯也有很好的疗效。三穴可联合治疗，也可单独钩治。根据临床症状辨证取穴配伍，一般取 1 ～ 2 个穴位。

五、膝三穴

1. 内侧副韧带穴

定位：膝关节屈曲，胫骨内侧平台与股骨内髁之间，内侧副韧带中点处。

解剖：皮肤、皮下组织、内侧副韧带（详见局部解剖）。

主治：①膝部伤筋、劳损、膝部顽痹。②髌骨软骨软化症、膝关节骨性关节炎（OA）、慢性膝关节内侧副韧带劳损、陈旧性膝关节半月板损伤、类风湿膝关节炎。

2. 股骨外上髁穴

定位：膝关节屈曲，股骨外髁上缘处。

解剖：皮肤、皮下组织、股四头肌、髌上滑囊（详见局部解剖）。

主治：①膝部伤筋、膝部痹证。②膝关节骨性关节炎（OA）、膝部滑囊炎、慢性膝关节半月板损伤、髌骨软骨软化症、类风湿膝关节炎。

3. 髌骨下穴

定位：膝关节屈曲，髌骨下缘的中点。

解剖：皮肤、皮下组织、髌韧带、髌下脂肪垫（详见局部解剖）。

主治：①膝部伤筋、劳损、痹证。②膝部滑囊炎、膝关节骨性关节炎、慢性膝关节内侧副韧带劳损、髌骨软骨软化症、类风湿膝关节炎、陈旧性膝关节劳损。

小结：根据膝部的特殊结构取穴定位。膝三穴用于治疗膝关节周围疾病，三穴可联合治疗，也可单独钩治。根据临床症状辨证取穴配伍，一般取 2 个穴位。如内侧副韧带穴＋髌骨下穴，或股骨外上髁穴＋髌骨下穴，或股骨外上髁穴＋内侧副韧带穴。

膝三穴治疗疾病的范围基本等同，但在临床上各有侧重，内侧副韧带穴侧重于内侧副韧带劳损，股骨外上髁穴侧重于膝关节滑膜炎，髌骨下穴侧重于髌下脂肪垫劳损。

六、踝三穴

1. 踝关节内上髁后穴

定位：胫骨体内侧面下端突起处，踝关节内侧凸隆的后缘。

解剖：皮肤、皮下组织、屈肌支持带（详见局部解剖）。

主治：①踝痹证、踝部伤筋、劳损、失眠。②跗（踝）管综合征、踝关节损伤综合征、跟腱炎、踝关节炎。

2. 踝关节外上髁后穴

定位：腓骨下端，踝关节外侧凸隆的后缘。

解剖：皮肤、皮下组织、腓侧副韧带（详见局部解剖）。

主治：①踝部伤筋、踝痛、腹胀、腰痛。②跟腱炎、踝关节损伤综合征、踝关节炎。

3. 踝关节前穴

定位：踝关节前方，趾长伸肌与踇长伸肌之间。

解剖：皮肤、皮下组织、伸肌上支持带、前跗管（详见局部解剖）。

主治：①踝部劳损、踝痹证。②前跗管综合征、踝关节损伤综合征、陈旧性局部韧带劳损或损伤。

小结：根据踝部的特殊结构取穴定位。踝三穴可用于治疗踝关节周围疾病，同时对腹部疼痛、腰部疼痛、抑郁失眠等也有一定的疗效。三穴可联合治疗，也可单独钩治。根据临床症状辨证取穴配伍，一般取 1 ～ 2 个穴位。

七、钩活骨减压穴

1. 跟骨钩活骨减压穴

定位：仰卧位，下肢微屈外展（充分暴露内踝下部），内踝后缘纵线和内踝下缘横线交叉点下 4cm 左右的赤白肉际处。

解剖：皮肤、皮下组织、韧带、跟骨骨面。

主治：跟骨骨内高压症、跟痛症、跟骨骨质增生症。

2. 膝关节钩活骨减压穴

（1）胫骨外（内）侧髁钩活骨减压穴

定位：伸膝位，根据关节变形情况，腘窝下可垫 3 ～ 5cm 的软枕，胫骨外（内）

侧髁正中。

解剖：皮肤、皮下组织、韧带、胫骨内外侧髁骨面。

主治：胫骨骨内高压症、膝部痹证（久治不愈、畸形）。

膝关节骨性关节炎（OA）久治难愈、类风湿性膝关节炎引起的疼痛。

（2）腓骨头钩活骨减压穴

定位：膝关节伸膝位，根据关节变形情况，腘窝下可垫 3～5cm 的软枕，腓骨头正中。

解剖：皮肤、皮下组织、韧带、腓骨头骨面。

主治：腓骨骨内高压症、膝部痹证（久治不愈、畸形）。

膝关节骨性关节炎（OA）久治难愈、类风湿关节炎（膝）引起的疼痛。

（3）股骨外（内）侧髁钩活骨减压穴

定位：伸膝位，根据关节变形情况，腘窝下可垫 3～5cm 的软枕，股骨外（内）侧髁正中。

解剖：皮肤、皮下组织、股四头肌内外缘、股骨内外侧髁。

主治：股骨骨内高压症、膝部痹证（久治不愈、畸形）。

膝关节骨性关节炎（OA）久治难愈、类风湿关节炎（膝）引起的疼痛。

3. 股骨大转子钩活骨减压穴

股骨大转子钩活骨减压Ⅰ、Ⅱ、Ⅲ穴。

定位：俯卧位，小腹下可垫 5～8cm 的软枕，大转子正中为Ⅰ穴，Ⅰ穴向头侧 1cm 处为Ⅱ穴，Ⅰ穴向足侧 1cm 处为Ⅲ穴。

解剖：皮肤、皮下组织、韧带、大转子骨面。

主治：股骨头无菌性坏死、股骨骨内高压症。

4. 髂骨钩活骨减压穴

髂骨钩活骨减压Ⅰ、Ⅱ、Ⅲ穴。

定位：俯卧位，小腹下垫 5～8 cm 的软枕，髂嵴正中为Ⅰ穴，Ⅰ穴向内 1cm 骨面处为Ⅱ穴，Ⅰ穴向外 1cm 骨面处为Ⅲ穴。或根据压痛取穴。

5. 脊椎钩活骨减压穴

（1）椎弓根钩活骨减压穴

定位：俯卧位，小腹下或胸下可垫 3～5cm 的软枕，各椎骨椎弓根体表投影（寰椎、尾椎除外）即是。

解剖：皮肤、皮下组织、浅筋膜层、相应软组织层、韧带、椎弓根骨面。

主治：骨内高压症、骨质增生症。

（2）椎板钩活骨减压穴

定位：俯卧位，小腹下或胸下可垫 3～5cm 的软枕，各椎骨椎板正中体表投影（寰椎、尾椎除外）即是，左右各一。

解剖：皮肤、皮下组织、浅筋膜层、相应软组织层、韧带、椎板骨面。

（3）棘突钩活骨减压穴

定位：俯卧位，小腹下或胸下可垫 3 ～ 5cm 的软枕，各椎骨棘突体表投影（寰椎、尾椎除外）。

解剖：皮肤、皮下组织、浅筋膜层、棘上韧带、棘突骨面。

主治：骨内高压症、骨质增生症、顽固性头晕、肢体疼痛、功能障碍。

6. 肩胛骨钩活骨减压穴

（1）肩胛冈钩活骨减压Ⅰ、Ⅱ、Ⅲ穴

定位：俯卧位，胸下垫 5 ～ 8 cm 的软枕，肩胛冈正中为Ⅰ穴，Ⅰ穴向内 1cm 肩胛冈骨面处为Ⅱ穴，Ⅰ穴向外 1cm 肩胛冈骨面处为Ⅲ穴。

解剖：皮肤、皮下组织、相应软组织、肩胛冈骨面。

主治：肩胛骨高压症、因骨内高压引起的臂丛神经痛、顽固性肩胛痛、顽固性背痛。

（2）喙突钩活骨减压穴

定位：坐位，取锁骨外 1/3 与中 1/3 交点之下约 2cm 处的骨性标志。

解剖：皮肤、皮下组织、肱二头肌短头起点、喙肱肌起点、胸小肌起点，深部喙肱韧带、喙锁韧带、喙肩韧带、斜方韧带、锥状韧带。

主治：喙突高压症、因骨内高压引起的肩关节功能障碍、顽固性肩痛。

7. 肱骨钩活骨减压穴（肱骨大小结节）

定位：侧卧位（暴露肩部），肱骨大小结节的骨性凸起。

解剖：皮肤、皮下组织、浅筋膜、肩三角肌、冈上肌、冈下肌、小圆肌及肩胛下肌的肌腱、肱骨大结节骨面。

主治：肱骨骨内高压症、肩痛症。

8. 乳突骨钩活骨减压穴

定位：俯卧胸位（充分暴露乳骨部位），耳垂后上骨性隆起处。

解剖：皮肤、皮下组织、胸锁乳突肌、头夹肌等肌腱，乳突骨面。

主治：乳突骨内高压症、顽固性头晕头痛。

附录 3 新夹脊穴选穴公式

实施钩活术，应通过辨证选择最佳新夹脊穴配伍，然后选择大小、长短及弧形最适宜的钩锟针和方便操作的体位，手术室环境下无菌操作，遵循相对应的手法进行钩活治疗。根据疾病发生、发展、病情变化、发病规律与脏腑经络之间的关系选择钩治的穴位点。

一、选穴

1. 通过望、闻、问、切四诊收集病情资料，归纳总结，确定病位。
2. 按骨科常规检查方法进行体格检查，发现相关病理体征。
3. 通过影像学检查（X 线、CT、MRI）查找病变部位。
4. 通过各种方法排除其他疾病，明确诊断。
5. 运用脏腑经络理论进行科学分析。
6. 准确选出所钩治穴位。

二、选穴公式（取穴处方）

选穴公式设置以病因配穴、病机配穴、病位配穴、影像配穴、辨证施治为原则。
可选一组或多组穴位配伍。

1. 颈椎新夹脊穴选穴公式（穴位组合）

第一组颈穴：

颈 1 穴 + 颈 2 穴 =C1 穴 +C2 穴

颈 2 穴 + 颈 3 穴 =C2 穴 +C3 穴

颈 3 穴 + 颈 4 穴 =C3 穴 +C4 穴

颈 4 穴 + 颈 5 穴 =C4 穴 +C5 穴

颈 5 穴 + 颈 6 穴 =C5 穴 +C6 穴

颈 6 穴 + 颈 7 穴 =C6 穴 +C7 穴

第二组颈穴：

颈 3 穴 + 胸 12 穴 =C3 穴 +T12 穴

颈 4 穴 + 颈 1 穴 =C4 穴 +C1 穴

颈 5 穴 + 颈 2 穴 =C5 穴 +C2 穴

颈 6 穴 + 颈 3 穴 =C6 穴 +C3 穴

颈 7 穴 + 颈 4 穴 =C7 穴 +C4 穴

颈 8 穴 + 颈 5 穴 =C8 穴 +C5 穴

第一组颈撇穴：

颈 1′穴 + 颈 2′穴 =C1′穴 +C2′穴

颈 2′穴 + 颈 3′穴 =C2′穴 +C3′穴

颈 3′穴 + 颈 4′穴 =C3′穴 +C4′穴

颈 4′穴 + 颈 5′穴 =C4′穴 +C5′穴

颈 5′穴 + 颈 6′穴 =C5′穴 +C6′穴

颈 6′穴 + 颈 7′穴 =C6′穴 +C7′穴

第二组颈撇穴：

颈 3′穴 + 胸 12′穴 =C3′穴 +T12′穴

颈 4′穴 + 颈 1′穴 =C4′穴 +C1′穴

颈 5′穴 + 颈 2′穴 =C5′穴 +C2′穴

颈 6′穴 + 颈 3′穴 =C6′穴 +C3′穴

颈 7′穴 + 颈 4′穴 =C7′穴 +C4′穴

颈 8′穴 + 颈 5′穴 =C8′穴 +C5′穴

2. 胸椎新夹脊穴选穴公式（穴位组合）

第一组胸穴：

胸 1 穴 + 胸 2 穴 =T1 穴 +T2 穴

胸 2 穴 + 胸 3 穴 =T2 穴 +T3 穴

胸 3 穴 + 胸 4 穴 =T3 穴 +T4 穴

胸 4 穴 + 胸 5 穴 =T4 穴 +T5 穴

胸 5 穴 + 胸 6 穴 =T5 穴 +T6 穴

胸 6 穴 + 胸 7 穴 =T6 穴 +T7 穴

胸 7 穴 + 胸 8 穴 =T7 穴 +T8 穴

胸 8 穴 + 胸 9 穴 =T8 穴 +T9 穴

胸 9 穴 + 胸 10 穴 =T9 穴 +T10 穴

胸 10 穴 + 胸 11 穴 =T10 穴 +T11 穴

胸 11 穴 + 胸 12 穴 =T11 穴 +T12 穴

第二组胸穴：

胸 3 穴 + 胸 12 穴 =T3 穴 +T12 穴

胸 4 穴 + 胸 1 穴 =T4 穴 +T1 穴

胸 5 穴 + 胸 2 穴 =T5 穴 +T2 穴

胸 6 穴 + 胸 3 穴 =T6 穴 +T3 穴

胸 7 穴 + 胸 4 穴 =T7 穴 +T4 穴

胸 8 穴 + 胸 5 穴 =T8 穴 +T5 穴

胸 9 穴 + 胸 6 穴 =T9 穴 +T6 穴

胸 10 穴 + 胸 7 穴 =T10 穴 +T7 穴

胸 11 穴 + 胸 8 穴 =T11 穴 +T8 穴

胸 12 穴 + 胸 9 穴 =T12 穴 +T9 穴

第一组胸撇穴：

胸 1′ 穴 + 胸 2′ 穴 =T1′ 穴 +T2′ 穴

胸 2′ 穴 + 胸 3′ 穴 =T2′ 穴 +T3′ 穴

胸 3′ 穴 + 胸 4′ 穴 =T3′ 穴 +T4′ 穴

胸 4′ 穴 + 胸 5′ 穴 =T4′ 穴 +T5′ 穴

胸 5′ 穴 + 胸 6′ 穴 =T5′ 穴 +T6′ 穴

胸 6′ 穴 + 胸 7′ 穴 =T6′ 穴 +T7′ 穴

胸 7′ 穴 + 胸 8′ 穴 =T7′ 穴 +T8′ 穴

胸 8 穴 + 胸 9′ 穴 =T8′ 穴 +T9′ 穴

胸 9′ 穴 + 胸 10′ 穴 =T9′ 穴 +T10′ 穴

胸 10′ 穴 + 胸 11′ 穴 =T10′ 穴 +T11′ 穴

第二组胸撇穴：

胸 3′ 穴 + 胸 12′ 穴 =T3′ 穴 +T12′ 穴

胸 4′ 穴 + 胸 1′ 穴 =T4′ 穴 +T1′ 穴

胸 5′ 穴 + 胸 2′ 穴 =T5′ 穴 +T2′ 穴

胸 6′ 穴 + 胸 3′ 穴 =T6′ 穴 +T3′ 穴

胸 7′ 穴 + 胸 4′ 穴 =T7′ 穴 +T4′ 穴

胸 8′ 穴 + 胸 5′ 穴 =T8′ 穴 +T5′ 穴

胸 9′ 穴 + 胸 6′ 穴 =T9′ 穴 +T6′ 穴

胸 10′ 穴 + 胸 7′ 穴 =T10′ 穴 +T7′ 穴

胸 11′ 穴 + 胸 8′ 穴 =T11′ 穴 +T8′ 穴

胸 12′ 穴 + 胸 9′ 穴 =T12′ 穴 +T9′ 穴

3. 腰椎新夹脊穴选穴公式（穴位组合）

第一组腰穴：

腰 1 穴 + 腰 2 穴 =L1 穴 +L2 穴

腰 2 穴 + 腰 3 穴 =L2 穴 +L3 穴

腰 3 穴 + 腰 4 穴 =L3 穴 +L4 穴

腰 4 穴 + 腰 5 穴 =L4 穴 +L5 穴

腰 5 穴 + 胸 1 穴 =L5 穴 +T1 穴

第二组腰穴：

腰 3 穴 + 骶 4 穴 =L3 穴 +S4 穴

腰 4 穴 + 腰 1 穴 =L4 穴 +L1 穴

腰 5 穴 + 腰 2 穴 =L5 穴 +L2 穴

胸 1 穴 + 腰 3 穴 =T1 穴 +L3 穴

第一组腰撇穴：

腰 1' 穴 + 腰 2' 穴 =L1' 穴 +L2' 穴

腰 2' 穴 + 腰 3' 穴 =L2' 穴 +L3' 穴

腰 3' 穴 + 腰 4' 穴 =L3' 穴 +L4' 穴

腰 4' 穴 + 腰 5' 穴 =L4' 穴 +L5' 穴

腰 5' 穴 + 胸 1' 穴 =L5' 穴 +T1' 穴

第二组腰撇穴：

腰 3' 穴 + 骶 2 穴 =L3' 穴 +S2 穴

腰 4' 穴 + 腰 1' 穴 =L4' 穴 +L1' 穴

腰 5' 穴 + 腰 2' 穴 =L5' 穴 +L2' 穴

胸 1' 穴 + 腰 3' 穴 =T1' 穴 +L3' 穴

4. 骶椎新夹脊穴选穴公式（穴位组合）

骶 1 穴 + 骶 2 穴 =S1 穴 +S2 穴

骶 2 穴 + 骶 3 穴 =S2 穴 +S3 穴

骶 3 穴 + 骶 4 穴 =S3 穴 +S4 穴

附录 4　围钩活术用药参考模板

钩活术治疗后用药

（1）周围神经营养药

①痘苗病毒致炎兔皮提取物注射液 3mL（3.6 IU），每日 1 次，静脉滴注。

②甲钴铵注射液 0.5mg，每日 1 次，静脉滴注。

上方任选其一，连用 7 ～ 14 天。

（2）B 族维生素

①维生素 B_1 片 10mg，每日 3 次，口服。

②腺苷钴胺片 0.75mg，每日 3 次，口服。

上方可同时应用，连用 7 ～ 14 天。

（3）减轻神经根水肿药

① 20% 甘露醇注射液 125 ～ 250mL，每 6 ～ 8 小时 1 次，静脉滴注，连用 3 天。

②甘油果糖注射液 250mL，每日 2 次，静脉滴注，连用 3 天。

③呋塞米注射液 20 ～ 60mg，每日 1 ～ 2 次，静脉注射，连用 3 天。

上方任选一种。

（4）活血化瘀药

①红花注射液 15mL，每日 1 次，静脉滴注。

②脉络宁注射液 20mL，每日 1 次，静脉滴注。

③葛根素注射液 400mg，每日 1 次，静脉滴注。

④独一味胶囊 3 粒，每日 3 次，口服。

⑤龙血竭胶囊 1.2 ～ 1.8g，每日 3 次，口服。

⑥盘龙七片 3 ～ 4 片，每日 3 次，口服。

⑦舒筋活血片 4 片，每日 3 次，口服。

⑧抗骨增生片 4 片，每日 2 次，口服。

静脉滴注药任选其一，口服药任选其一，连用 7 ～ 14 天。

（5）非甾体类抗炎药

①注射用赖氨匹林 0.9g，每日 1 次，静脉滴注。

②双氯芬酸钠肠溶片 25mg，每日 3 次，口服。

③洛索洛芬钠片 60mg，每日 3 次，口服。

④布洛芬片 200mg，每日 3 次，口服。

⑤酮咯酸氨丁三醇注射液 30mg，每日 1 次，入壶。

上方任选其一，连用 7 ～ 14 天。

（6）阿片类镇痛药

氨酚羟考酮片 5mg，每 6 小时 1 片，口服。

连用 3 ～ 5 天。

（7）非麻醉性镇痛药

氢溴酸高乌甲素注射液 8mg，每日 1 次，静脉滴注。

连用 7 ～ 14 天。

（8）对症治疗

①高乌甲素注射液 8mg，必要时每日 1 次，静脉滴注。

②锝［^{99}Tc］亚甲基二膦酸盐注射液，每日 1 次，静脉滴注。

③骨瓜提取物注射液 100mg，每日 1 次，静脉滴注。

上方任选其一，连用 7 ～ 14 天。

（9）口服保护胃黏膜药（防非甾体类抗炎药刺激胃肠形成出血或穿孔）

①枸橼酸铋钾胶囊 0.3g，每日 3 次，口服。

②复方鸡内金片 0.75g，每日 3 次，口服。

③胶体果胶铋胶囊 1 粒，每日 3 次，口服。

上方任选其一，连用 7 ～ 14 天。

（10）控制症状药

①盐酸倍他司汀注射液 500mL，每日 1 次，静脉滴注。

②强力定眩片 4 ～ 6 片，每日 3 次，口服。

③盐酸地芬尼多片 25 ～ 50mg，每日 3 次，口服。

④盐酸氟桂利嗪胶囊 5 ～ 10mg，睡前口服。

上方任选其一，连用 7 ～ 14 天。

（11）抗凝药物（防肺栓塞形成等）

①肠溶阿司匹林片 75mg，每日 1 次，口服。

②低分子肝素钠注射液 2500IU（0.2mL），每日 1 次，术前 1 ～ 2 小时，皮下注射。

③利伐沙班片 10mg，每日 1 次，术后 6 ～ 10 小时，口服。

上方任选其一，术后应用 5 ～ 7 天。

（12）抗感染治疗（并发滑膜炎时使用）

①甲硝唑注射液 0.5g，每日 1 次，静脉滴注。

②头孢菌素类抗生素 2 ～ 3g（选一种），每日 1 次，静脉滴注。

上方任选其一，连用 7 ～ 14 天。

附录 5　异常情况的处理与预防

1. 钩活术治疗时异常情况的处理与预防

（1）晕针

处理：立即停止钩治，将已刺入之针迅速原路退出，患者平卧，头部稍低，松开衣带，注意保暖。轻者静卧片刻，给予糖水或温开水饮之，一般可渐渐恢复。重者在行上述处理的基础上，选取水沟、素髎、内关、合谷、太冲、涌泉、足三里等穴指压或针刺，亦可灸百会、气海、关元等穴，即可恢复，必要时可考虑配合其他急救措施。

预防：主要根据晕针发生的原因加以预防，对于初次接受钩活术治疗和神经紧张者，应先做好解释工作，消除疑虑。患者尽量采取卧位，并正确选择舒适自然且能持久的体位。取穴不宜过多，手法切勿过重。对于饥饿、过度疲劳者，应在其进食、体力恢复后再进行钩治。医生在钩治过程中，应谨慎细心，密切观察患者的神态变化，询问其感觉。一旦出现晕针先兆，应及早采取处理措施。

（2）钩伤神经

处理：马上停止操作，原路退出皮肤，观察患者的病情变化。轻者不用特殊处理，调养即可恢复；重者必须给予消炎、活血、营养神经的药物治疗，同时配合各种理疗和局部伤口处理，尽量减少后遗症的发生。

预防：端正态度，高度重视治疗过程，钩治前要熟悉穴位点的局部解剖，明确局部神经的走行路线、深浅程度及周围的组织结构等，选择最合适的治疗手法，轻柔细心操作，绝对不能超出操作范围。

（3）钩伤血管

处理：马上停止操作，及时采取止血措施。轻者压迫止血即可；重者用 2% 的利多卡因 2mL 加一滴肾上腺素针孔注射，再压迫止血。如果钩伤椎动脉，则借助外科手术全力抢救。

预防：在钩治过程中一定动作轻柔、规范操作，精力集中，定位时宁窄勿宽，同时必须熟悉局部穴位解剖，避开穴位周围动静脉血管，严防损伤动静脉，尤其是椎动脉。

2. 钩活术术后异常情况的处理与预防

（1）针孔疼痛

处理：抗感染和活血化瘀药物治疗，局部理疗。

预防：严格无菌操作，规范钩活程序。

（2）局部皮肤青紫

处理：局部热敷，以加快瘀血吸收。

预防：操作结束后，认真排出针孔内积血，彻底止血后加压包扎，杜绝使用过期及"退役"钩锃针。

（3）局部结节

处理：局部按揉，轻轻按揉局部，每日1次，每次1～2分钟；局部热敷，每日1～2次，每次1～15分钟；口服抗炎活血药。正确处理，一般15～30天吸收。

预防：施钩治术要动作轻柔，钩通即止，加压包扎要到位，治疗后前4天患者按要求减少活动度或卧床休息。

附录 6　优势病种钩活术治疗入路

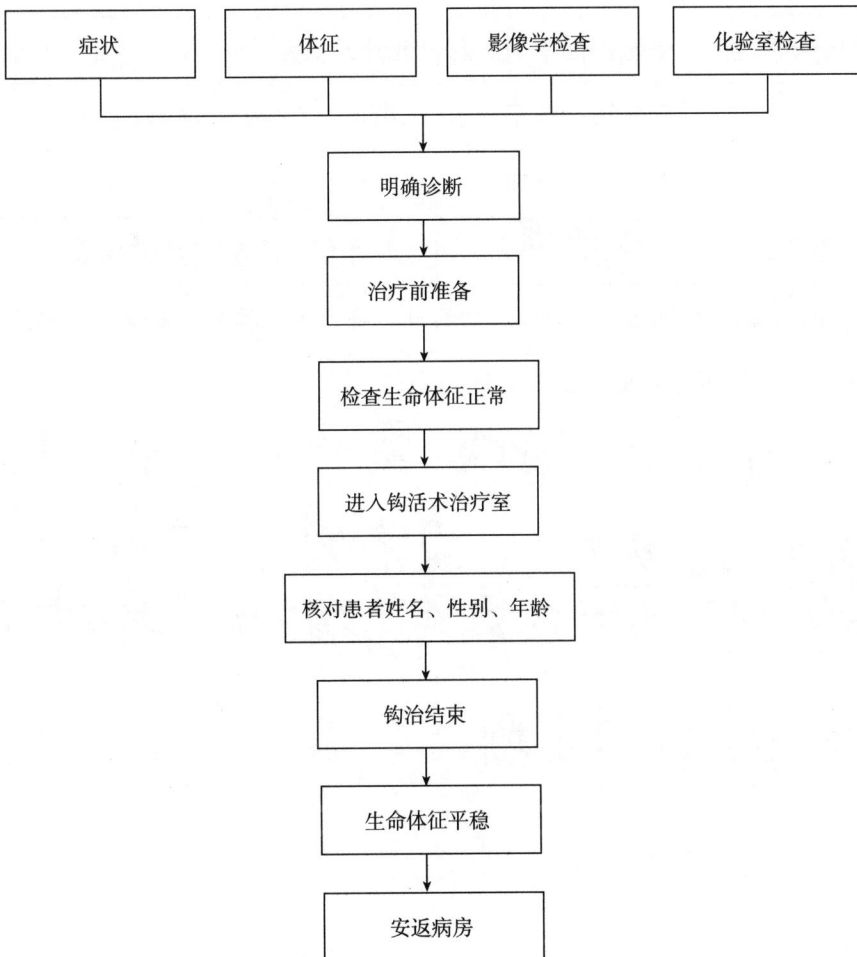

```
┌────────┐  ┌────────┐  ┌──────────┐  ┌──────────┐
│  症状  │  │  体征  │  │ 影像学检查 │  │ 化验室检查 │
└────────┘  └────────┘  └──────────┘  └──────────┘
                        │
                  ┌──────────┐
                  │ 明确诊断 │
                  └──────────┘
                        │
                  ┌──────────┐
                  │ 治疗前准备 │
                  └──────────┘
                        │
              ┌──────────────┐
              │ 检查生命体征正常 │
              └──────────────┘
                        │
              ┌──────────────┐
              │ 进入钩活术治疗室 │
              └──────────────┘
                        │
          ┌──────────────────┐
          │ 核对患者姓名、性别、年龄 │
          └──────────────────┘
                        │
                  ┌──────────┐
                  │ 钩治结束 │
                  └──────────┘
                        │
              ┌──────────────┐
              │ 生命体征平稳 │
              └──────────────┘
                        │
                  ┌──────────┐
                  │ 安返病房 │
                  └──────────┘
```

附件1.1 钩活术技术诊疗方案和临床路径送审稿专家函审意见表

《中医微创钩活术技术诊疗方案和临床路径》

专 家 函 审 意 见 表

方案路径名称	中医微创钩活术技术诊疗方案和临床路径		
负责起草单位	石家庄真仁中医钩活术总医院		
组织函审单位	中国民间中医医药研究开发协会		
项目负责人	国凤琴、魏乐	电话	▓▓▓▓
函审时间	发出日期	2019.11.14	年月日
函审专家姓名	董福慧	工作单位：中国中医科学院	

函审意见：（请从专业性、科学性、创新性、临床可操作性、安全性、推广应用性等方面进行评价，并提出修改建议。）

有些技术细节需说明，比如文中经常出现的"钩鍉针"，由中融针中铍、鍉演变成鍉、针，作者应在这论述中有个具体针具和针法的说明。

函审专家签名：董福慧

2019 年 11 月 14 日

附件1.2　钩活术技术诊疗方案和临床路径送审稿专家函审意见表

《中医微创钩活术技术诊疗方案和临床路径》

专 家 函 审 意 见 表

方案路径名称	中医微创钩活术技术诊疗方案和临床路径		
负责起草单位	石家庄真仁中医钩活术总医院		
组织函审单位	中国民间中医医药研究开发协会		
项目负责人	国凤琴、魏乐	电话	
函审时间	发出日期		年月日
函审专家姓名	朱一同	工作单位：北京中医药大学	

函审意见：（请从专业性、科学性、创新性、临床可操作性、安全性、推广应用性等方面进行评价，并提出修改建议。）

审阅中医微创钩活术临床方案和临床路径书稿，中医微创钩活术是在中医创伤医学发展一家流派基础，创新性、差异性和科学性 对13个势病种有西医诊断和中医辨证分型，是个新的创举。便于临床应用和推广更为规范。

建议，另附13种优势病种的手术入路图。

可以分册出版发行（最好是国家级出版社）

函审专家签名：朱一同 201 年 11 月 18 日

附件1.3 钩活术技术诊疗方案和临床路径送审稿专家函审意见表

《中医微创钩活术技术诊疗方案和临床路径》

专 家 函 审 意 见 表

方案路径名称	中医微创钩活术技术诊疗方案和临床路径		
负责起草单位	石家庄真仁中医钩活术总医院		
组织函审单位	中国民间中医医药研究开发协会		
项目负责人	国凤琴、魏乐	电话	
函审时间	发出日期	2018.11.19	年月日
函审专家姓名	*（签名）*	工作单位:中国中医科学院望京医院骨科	

函审意见:（请从专业性、科学性、创新性、临床可操作性、安全性、推广应用性等方面进行评价，并提出修改建议。）

　　敬阅第九节、第十节膝痹病、骨痹病诊疗方案、临床等专家临床会议.对其临床路径，提出共同修正之处供参考:

　　1.（五）进入路径标准.　2.进入本路径病例时应注程度，删除中度（膝骨关节炎中期膝骨关节炎时期）.

　　2.义主诉生于中期和晚期膝骨关节病变.我有中度和重度膝骨病病变者.不能进入路径.

　　3.出院标准.不应使用参照评估标准丁氏评估.强调很不规范.同时现在临床上每个关节都有一套公认的评分标准.

　　关于诊病种.伤筋病.尿瘫等专临床诊疗方案.提出对三节共同修改之处.供参考:

　　1.治疗时间.不同论型.需要几次完成?

函审专家签名:　*（签名）*

　　2.注意事项.删除温毒药.改治斜眼局部

　　应考.保持平衡.

2019年 11 月18 日

另:运用椎方面的诊疗和路径.还是请李建书专家评阅更合适和专业.

附件 1.4　钩活术技术诊疗方案和临床路径送审稿专家函审意见表

《中医微创钩活术技术诊疗方案和临床路径》

专　家　函　审　意　见　表

方案路径名称	中医微创钩活术技术诊疗方案和临床路径		
负责起草单位	石家庄真仁中医钩活术总医院		
组织函审单位	中国民间中医医药研究开发协会		
项目负责人	国凤琴、魏乐	电话	
函审时间	发出日期		年月日
函审专家姓名	吴中朝	工作单位:	中国中医科学院诚济研

函审意见:(请从专业性、科学性、创新性、临床可操作性、安全性、推广应用性等方面进行评价,并提出修改建议。)

"中醫微创钩活术技术诊疗方案和临床技术",是一部集中醫财务资料、最伤学料、经济学科及现代科技科学、微创手术技一身一好技术著作。术语及一诊疗方案一流环节及其客理,实施样作一临经,将其作很好。要兼小生料创伤,最刻生物学贵。是对某中多临稚一诊疗方案中,在结到中类出中醫補寫手法,创新性好,样作性好,是到生可推,其有很高临牀推廣性。

李蓬庄瓿脚妹大

章节中,幻渐作一编撮小结。

函审专家签名: 吴中朝

2019 年 11 月 10 日

附件1.5 钩活术技术诊疗方案和临床路径送审稿专家函审意见表

《中医微创钩活术技术诊疗方案和临床路径》

专 家 函 审 意 见 表

方案路径名称	中医微创钩活术技术诊疗方案和临床路径		
负责起草单位	石家庄真仁中医钩活术总医院		
组织函审单位	中国民间中医医药研究开发协会		
项目负责人	国凤琴、魏乐	电话	
函审时间	发出日期		年月日
函审专家姓名		工作单位：中国中医科学院望京医院	

函审意见：（请从专业性、科学性、创新性、临床可操作性、安全性、推广应用性等方面进行评价，并提出修改建议。）

建议核定排版（如P10(三)），统一参考书籍的格式和年份，请统一表述为2013年6月等。

附1新夹脊穴章节，建议重新考虑次行的英文表述，因本方案脊穴排列顺序与正常解剖的脊柱排列顺序正好相反，因此英文次行名称容易造成混清，请重新考虑。附2特定穴章建议与附1统一，加上英文表述。

余临床可操作性较强，安全措施建议明确，不良反应如何处理等。

函审专家签名：

2019 年 11 月 13 日

附件1.6 钩活术技术诊疗方案和临床路径送审稿专家函审意见表

《中医微创钩活术技术诊疗方案和临床路径》

专 家 函 审 意 见 表

方案路径名称	中医微创钩活术技术诊疗方案和临床路径		
负责起草单位	石家庄真仁中医钩活术总医院		
组织函审单位	中国民间中医医药研究开发协会		
项目负责人	国凤琴、魏乐	电话	
函审时间	发出日期	2014年11月21日	
函审专家姓名		工作单位：山西中医学院	

函审意见：（请从专业性、科学性、创新性、临床可操作性、安全性、推广应用性等方面进行评价，并提出修改建议。）

函审专家签名：

2014年 11月21日

附件1.7 钩活术技术诊疗方案和临床路径送审稿专家函审意见表

《中医微创钩活术技术诊疗方案和临床路径》
专 家 函 审 意 见 表

方案路径名称	中医微创钩活术技术诊疗方案和临床路径		
负责起草单位	石家庄真仁中医钩活术总医院		
组织函审单位	中国民间中医医药研究开发协会		
项目负责人	国凤琴、魏乐	电话	
函审时间	发出日期		年月日
函审专家姓名	贾春生	工作单位:	河北中医学院

函审意见:(请从专业性、科学性、创新性、临床可操作性、安全性、推广应用性等方面进行评价,并提出修改建议。)

本次编写的《中医微创钩活术技术诊疗方案和临床路径》是继2016年出版的修订版。本版由原来的3个优势病种增加到13个(住院10个 门诊3个)。这13个优势病种选从56个病种中择优优选出来的。该版除3扩大了病种外,还优化了钩活术的诊疗方案、临床路径,增强了安全性和疗效。

该诊疗方案和临床路径书写规范,用词准确,更具实用性、先进性、科学性和安全性。值得在临床上推行应用。

建议:门诊病种可适当增加一些。

函审专家签名: 贾春生

2019 年 11 月 10 日

附件 1.8 钩活术技术诊疗方案和临床路径送审稿专家函审意见表

《中医微创钩活术技术诊疗方案和临床路径》
专 家 函 审 意 见 表

方案路径名称	中医微创钩活术技术诊疗方案和临床路径		
负责起草单位	石家庄真仁中医钩活术总医院		
组织函审单位	中国民间中医医药研究开发协会		
项目负责人	国凤琴、魏乐	电话	████████
函审时间	发出日期		年月日
函审专家姓名	*（签名）*	工作单位	*河北省中医院*

函审意见：（请从专业性、科学性、创新性、临床可操作性、安全性、推广应用性等方面进行评价，并提出修改建议。）

（手写函审意见）

钩活术技术是使用特种钩鍉针在特殊部位特定穴点进行钩治治疗的一种微创疗法。自从2004年5月进京申报新技术算起，2009年6月成为国家中管局向全国重点推广的适宜技术向全国推广。《中医微创钩活术技术诊疗方案和临床路径》对所列筛选出13个优势病种之诊疗方案和临床路径进行制定。此技术是中医微创技术理念，具有创新性，对于临床推广应用该该技术具有指导意义和参考价值。建议进一步数据科学化规范化。

函审专家签名：*（签名）*

2015年 11月 18日

附件1.9 钩活术技术诊疗方案和临床路径送审稿专家函审意见表

《中医微创钩活术技术诊疗方案和临床路径》

专 家 函 审 意 见 表

方案路径名称	中医微创钩活术技术诊疗方案和临床路径		
负责起草单位	石家庄真仁中医钩活术总医院		
组织函审单位	中国民间中医医药研究开发协会		
项目负责人	国凤琴、魏乐	电话	
函审时间	发出日期	年月日	
函审专家姓名		工作单位:	

函审意见:(请从专业性、科学性、创新性、临床可操作性、安全性、推广应用性等方面进行评价,并提出修改建议。)

1.该临床路径设计合理,论据充分,符合临床规范。中医微创钩活技术具有一定的创新性,临床可操作性较高,安全性较高,值得推广。

2.实施临床路径管理的医师数量合理,建议逐步推广进一步增加进入临床路径管理的医师。

3.建议根据实际实施过程中遇到的问题及时改进、调整,加强对中医微创钩活技术临床运用中的研发研究,进一步优化临床路径实施方案。

函审专家签名:

2019年11月13日

附件2 钩活术技术诊疗方案和临床路径送审稿专家函审意见汇总表

中国民间中医医药研究开发协会专家函审汇总表
《中医微创钩活术技术诊疗方案和临床路径》

2019年11月23日

项目名称	中医微创钩活术技术诊疗方案和临床路径		项目负责人	国凤琴 魏乐	
序号	专家	修改内容	修改理由	提出意见单位	处理结果
1	董福慧	文中多次出现的"钩锃针",因中医九针中钩、锃是两种针,作者应在总论中有个具体针具和用法的说明。	具体针具的用法	中国中医科学院	采纳
2	宋一同	1.附:13个优势病种的手术入路图。 1.可以公开出版发行,最好是国家级出版社。	有图更明确	北京中医药大学	采纳
3	林新晓	1. 进入本路径是轻度,删除中度和重度。 2. X线片显示中期和晚期股骨头缺血改变,或者中度和重度膝骨性关节炎不能进入路径。 3. 出院标准不应使用参照颈椎JOA评分。 4. 治疗时间,不同证型需要几次完成? 5. 注意事项删除湿热敷,改为针眼局部应当保持干燥。	标准化,规范化	中国中医科学院望京医院骨科	采纳
4	吴中朝	建议在颈胸膝大章节中分别做一个编辑小结。	编辑小结有利于总结	中国中医科学院针研所	采纳
5	张振宇	1. 统一格式。 2. 重新考虑穴位的英文表述,特定穴章节加上英文表述。 3. 临床可操作性较强,安全措施建议明确,不良反应如何处理等。	格式统一,英文统一,完善不良反应处理	中国中医科学院望京医院	采纳
6	冀来喜	进一步开展系列临床科研工作,对钩活术临床疗效进一步科学评价,并逐步揭示其生物学机制。		山西中医药大学	采纳
7	贾春生	建议门诊病种可适当增加一些。		河北中医学院	采纳
8	袁军	建议进一步规范操作流程		河北省中医院	采纳
9	杜双庆	建议根据实施操作过程中遇到的问题及时改进、调整,加强对中医微创钩活术技术临床应用中的并发症研究,进一步优化临床路径实施方案。		河北省中医院	采纳

附件 3 钩活术技术诊疗方案和临床路径送审稿审查结论表

中国民间中医医药研究开发协会钩活术专业委员会流派规范制修订项目送审稿审查结论表

项目名称	中医微创钩活术技术诊疗方案和临床路径		
承担单位	石家庄真仁中医钩活术总医院	负责人	国凤琴 魏乐
	河北秦皇岛风湿骨病医院	负责人	李太极
	湖北黄冈市中医医院	负责人	朱文胜
	河南亚太骨病医院	负责人	王文锦
	山西省长治市中医医院	负责人	桂忠诚
会议时间	2019 年 11 月 30 日 地点: 山东济南习习居大酒店		
投票形式	举手表决		
参会人数	31 人		
表决情况	赞成 31 票 反对 0 票 弃权 0 票		
专家意见汇总:	将中医微创钩活术技成敬为中医微创钩针技术(钩活术疗法)诊疗方案和临床路径符合2018年版国家中医药管理局统一出版诊疗方案和路径标准,规范本技术诊疗操作过程,具体为先进性、实用性和科学性,抓紧时出版,有效指导临床。		
审查结论	同意出版 指导临床 同意发表意见 中国民间中医医药研究开发协会 钩活术专业委员会(盖章) 2019 年 11 月 30 日		

附: 签名表

附：签名表

中国民间中医医药研究开发协会钩活术专业委员会流派规范制修订项目签名表

项目名称	中医微创钩活术技术诊疗方案和临床路径		
承担单位	石家庄真仁中医钩活术总医院	负责人	国凤琴 魏乐
	河北秦皇岛风湿骨病医院	负责人	李太极
	湖北黄冈市中医医院	负责人	朱文胜
	河南亚太骨病医院	负责人	王文锦
	山西省长治市中医医院	负责人	桂忠诚
会议时间	2019 年 11 月 30 日	地点：山东济南习习居大酒店	

专家及参会人员签名：

2019 年 11 月 30 日

附件 4.1 钩活术技术诊疗方案起草单位申请书

中国民间中医医药研究开发协会钩活术专业委员会流派规范制起草单位申请书

项目名称	中医微创钩活术技术诊疗方案	负责人	李太极
申请单位名称	河北秦皇岛风湿骨病医院	联系人	李太极
单位地址	秦皇岛海港区西港路 286 号	邮编	066000
电话	0335-3060阁	E-mail	fgbyyx@126.com
制定或修订	☑制定　　■修订		
秦皇岛风湿骨病医院	观察钩活术对膝关节积液疗效的临床疗效，探讨其可行性。方法：选取类风湿合并膝关节积液的患者30例，用钩活术对患者的膝关节内侧副韧带、髌上滑囊进行松解，观察患者积液改善情况，结果显效21例，有效5例，改善1例，无效3例，总有效率86.67%。结论：钩活术对类风湿合并膝关节积液有很好的改善作用。类风湿关节炎是以多关节炎症为主要表现的一种系统性疾病，膝关节肿胀为多发症状，据我院临床观察，各关节炎症的发病率为85%左右，口服药物对缓解膝关节肿胀，疗程很长，在3个月-5年不等，一般需要1-2个缓解，严重影响患者生活质量，通过钩活术治疗，松解膝关节周围紧张的肌肉、韧带、滑膜，改善局部血运，进而改善膝关节积液，疗效满意。		
计划起始年	2019年6月1日	完成年限	0.5-1年

河北秦皇岛风湿骨病医院意见

（签字、盖公章）
2019 年 6 月 1 日

中国民间中医医药研究开发协会钩活术专业委员会流派规范制起草单位申请书

项目名称	中医微创钩活术技术诊疗方案	负责人	朱文胜
申请单位名称	湖北黄冈市中医医院	联系人	朱文胜
单位地址	黄冈市黄州区东门路 19 号	邮编	438000
电话	18162870866	E-mail	
制定或修订	□制定　　☑修订		
参加起草单位	钩活术在本单位的开展情况（200字）		
	"钩活术"是利用巨钩针在颈腰椎秀病或脊椎劳钩治一定部位，用于治疗相应脊柱病的一种无痛微创闭合式小手术。目前我院骨伤科一病区已开展业务一年，行钩活术治疗颈椎病、腰椎间盘突出症、颈腰椎骨质增生症（骨质退行性改变）、椎管狭窄症、腰椎后综合症（FBSS）等共计1000余人次。因疗效显著，创口微小，治疗过程中无痛苦，取得了广大患者的信任，时至今日，门诊患者大多是经己行钩活术的出院患者介绍而来，一传十，十传百，我院钩活术已在黄冈市乃至湖北省内有一定的知名度。		
计划起始年	2019年6月1日	完成年限	0.5-1年

湖北黄冈市中医医院意见

（签字、盖公章）
2019 年 6 月 1 日

中国民间中医医药研究开发协会钩活术专业委员会流派规范制起草单位申请书

项目名称	中医微创钩活术技术诊疗方案	负责人	王文锦
申请单位名称	河南亚太骨病医院	联系人	王文锦
单位地址	郑州市景明街 4 号	邮编	450000
电话	0371-60109120	E-mail	Yatai120@126.com
制定或修订	●制定　　○修订		
参加起草单位	钩活术在本单位的开展情况（200字）		
	自2011年5月我院开展钩活术治疗以来，通过多年临床病案积累，形成了成熟的治疗方案，得到广大骨病患者的认可。目前平均每天做钩活术治疗15例，主要针对颈椎、腰椎、膝关节、股骨头坏死、强直性脊柱炎等各类骨病，有效率达98%左右，河南亚太骨病医院为全国骨病学术委员会单位，在全国骨病学术委员会换届会上向各个学派推荐钩活术技术；并在河南省乡村医生中医适宜技术培训会上对钩活术进行专项推广；2017年全国"中华钩活术防控指南论证会"在河南亚太骨病医院召开；2018年8月王瑞院长参加国际疼痛康复高峰论坛，向各国医疗专家推荐钩活术技术；2018年11月王瑞院长参加悉尼第四届传统中医药国际论坛，并在会上推广中华钩活术。		
计划起始年	2019年6月1日	完成年限	0.5-1年

河南亚太骨病医院意见

同意

（签字、盖公章）
2019 年 6 月 1 日

中国民间中医医药研究开发协会钩活术专业委员会流派规范制起草单位申请书

项目名称	中医微创钩活术技术诊疗方案	负责人	桂忠诚
申请单位名称	山西省长治市中医医院	联系人	桂忠诚
单位地址	长治市府后西街 324 号	邮编	046000
电话	03557765555	E-mail	
制定或修订	●制定　　○修订		
参加起草单位	钩活术在本单位的开展情况（200字）		
	2009年我院引进了中医适宜技术钩活术，用于颈椎病、腰椎间盘突出症、腰椎椎管狭窄、膝关节骨性关节炎、肩周炎、股骨头坏死早期、强直性脊柱炎、肩周炎、颈腰椎手术后遗症等疾病的治疗。每年治疗约2000人次，疗效佳，为医院和科室取得了良好的社会效益和经济效益。并得到病患的好评。作为本地区唯一应用此项技术的医院，于2012年8月份成功举办了中华钩活术国家级中医药继续教育项目交流大会，钩活术治疗椎骨型颈椎病研讨会，达到了推广新技术和同行间互相交流的目的。		
计划起始年	2019年6月1日	完成年限	0.5-1年

山西省长治市中医医院意见

同意

（签字、盖公章）
2019 年 6 月 1 日

中国民间中医医药研究开发协会钩活术专业委员会流派规范制起草单位申请书

项目名称	中医微创钩活术技术临床路径	负责人	李太极
申请单位名称	河北秦皇岛风湿骨病医院	联系人	李太极
单位地址	秦皇岛海港区西港路 286 号	邮编	066000
电话	0335-306网	E-mail	fzgbyy@06.com
制定或修订	☑制定　　■修订		
参加起草单位 秦皇岛风湿骨病医院	观察钩活术对膝关节积液疗效的临床疗效，探讨其可行性。方法：选取类风湿合并膝关节积液的患者 30 例，用钩活术对患者的膝关节内侧刮刨削，额上滑囊进行松解，观察患者积液改善情况。结果显效 21 例，有效 5 例，改善 1 例，无效 3 例，总有效率 86.67%。结论：钩活术对类风湿合并膝关节积液有很好的改善作用。类风湿关节炎是以多关节炎症为主要表现的一种系统性疾病，膝关节痛为多发症状，据我院临床观察，各关节炎症的发病率在 85% 左右，口服药物对缓解膝关节肿胀，疗程很长，在 3 个月-5 年不等，一般需要 1-2 年缓解，严重影响患者生活质量，通过钩活术治疗，松解膝关节周围紧张的肌肉、韧带、滑膜，改善局部血运，进而改善膝关节积液，疗效满意。		
计划起始年	2019 年 6 月 1 日	完成年限	0.5-1 年

河北秦皇岛风湿骨病医院意见

同意

（签字、盖公章）
2019 年 6 月 1 日

中国民间中医医药研究开发协会钩活术专业委员会流派规范制起草单位申请书

项目名称	中医微创钩活术技术临床路径	负责人	朱文胜
申请单位名称	湖北黄冈市中医医院	联系人	朱文胜
单位地址	黄冈市黄州区东门路 19 号	邮编	438000
电话	18162870866	E-mail	
制定或修订	□制定　　☑修订		
参加起草单位	钩活术在本单位的开展情况（200 字）　　"钩活术"是利用巨钩针在颈腰椎要或脊椎旁钩治一定部位，用于治疗相应脊柱病的一种无痛微创闭合式小手术。目前我院骨伤科一病区已开展此业务了，行钩活术治疗颈椎病、腰椎间盘突出症、颈腰椎骨质增生症（骨质退行性改变）、椎管狭窄症、腰椎术后综合症（FBSS）等共计 1000 余人次，因疗效显著，创口微小，治疗过程中无痛苦，取得了广大患者的信任，时至今日，门诊患者大多是经已行钩活术的出院患者介绍而来，一传十，十传百，我院钩活术已在黄冈市乃至湖北省内有一定的知名度。		
计划起始年	2019 年 6 月 1 日	完成年限	0.5-1 年

湖北黄冈市中医医院意见

（签字、盖公章）
2019 年 6 月 1 日

中国民间中医医药研究开发协会钩活术专业委员会流派规范制起草单位申请书

项目名称	中医微创钩活术技术临床路径	负责人	王文锦
申请单位名称	河南亚太骨病医院	联系人	王文锦
单位地址	郑州市景明街 4 号	邮编	450000
电话	0371-60109120	E-mail	Yatai120@126.com
制定或修订	◉制定　　◎修订		
参加起草单位	钩活术在本单位的开展情况（200 字）　　自 2011 年 5 月我院开展钩活术的治疗，通过多年临床病案积累，形成了成熟的治疗方案，得到广大骨病患者的认可。目前平均每天微创术治疗 15 例，主要针对颈椎、腰椎、膝关节、股骨头坏死、强直性脊柱炎等各类骨病，有效率达 98% 左右。河南亚太骨病医院微为全国骨病学术委员会单位，在全国骨病学术委员会换届会上向各个学派推荐钩活术技术，并在河南省乡村医生中医适宜技术培训会上对钩活术进行专项推广；2017 年全国"中华钩活术防控指南论证会"在河南亚太骨病医院召开；2018 年 8 月王瑞院长参加国际疼痛康复高峰论坛，向各国医疗专家推荐钩活术技术；2018 年 11 月王瑞院长参加悉尼第四届传统中医药国际论坛，并在会上推广中华钩活术。		
计划起始年	2019 年 6 月 1 日	完成年限	0.5-1 年

河南亚太骨病医院意见

同意

（签字、盖公章）
2019 年 6 月 1 日

中国民间中医医药研究开发协会钩活术专业委员会流派规范制起草单位申请书

项目名称	中医微创钩活术技术临床路径	负责人	桂忠诚
申请单位名称	山西省长治市中医医院	联系人	桂忠诚
单位地址	长治市府后西街 324 号	邮编	046000
电话	03557765555	E-mail	
制定或修订	◉制定　　◎修订		
参加起草单位	钩活术在本单位的开展情况（200 字）　　2009 年我院引进了中医适宜技术钩活术，用于颈椎病、腰椎间盘突出症、腰椎椎管狭窄、膝关节骨性关节炎、肩周炎、股骨头坏死早期、强直性脊柱炎、尾骨炎、颈腰椎手术后遗症等疾病的治疗。每年治疗约 2000 人次，疗效显著，为医院和科室取得了良好的社会效益和经济效益。作为本地区唯一一应用此项技术的医院，于 2012 年 8 月份成功举办了中华钩活术国家级中医药继续教育项目交流大会、钩活术治疗椎动脉型颈椎病研讨会，达到了推广新技术和同行间互相交流的目的。		
计划起始年	2019 年 6 月 1 日	完成年限	0.5-1 年

山西省长治市中医医院意见

同意

（签字、盖公章）
2019 年 6 月 1 日

附件 4.2 钩活术技术诊疗方案修订立项申请书

中国民间中医医药研究开发协会钩活术专业委员会流派规范制修订立项申请书

项目名称	中医微创钩活术技术诊疗方案	负责人	国凤琴 魏乐
申请单位名称	石家庄真仁中医钩活术总医院	联系人	国凤琴 魏乐
单位地址	石家庄市新华区中华北大街357号	邮编	050000
电话	15931426717 13473878559	E-mail	sjzzrzyghs2006@163.com
制定或修订	□制定 ☑修订		
负责起草单位	石家庄真仁中医钩活术总医院	负责人	国凤琴 魏乐
参加起草单位	河北秦皇岛风湿骨病医院	负责人	李太极
	湖北黄冈市中医医院	负责人	朱文胜
	河南亚太骨病医院	负责人	王文锦
	山西省长治市中医医院	负责人	桂忠诚
计划起始年	2019年6月1日	完成年限	0.5-1年
目的、意义	目的：钩活术技术诊疗方案临床应用已有3年多的历史，为使钩活术疗法更贴近与临床，增加疗效、增加安全系数，特修订优化钩活术疗法的诊疗方案。 意义：使钩活术疗法进一步向规范化、标准化发展。		
适用范围和主要技术内容	适用于中华钩活术流派各加盟连锁机构和执行人。主要技术内容为钩活术技术。 原方案的题目修订； 原方案有关条款的修订； 钩活术的适应症、禁忌症； 钩活术的门诊标准、住院标准； 钩活术的住院天数、出院时间； 钩活术的钩度、深度； 钩活术辅助穴位和药物； 钩活术辅助治法； 钩活术的间隔时间及疗程； 钩活术的检查标准； 钩活术治疗脊柱病及四肢关节病的能否同时治疗的界定； 方案的最佳时间和定点； 有无变异及原因分析； 退出方案的标准等。		

国内外情况简要说明	国内看来钩活术已经通及全国各地，尤其是河北省基本普及，受到了广大患者的一致好评，特别是颈肩腰腿痛及椎管狭窄的患者。
经费预算（万元）	起草单位自筹10万元

申请立项单位意见	负责起草单位意见
（签字、盖公章） 2019年6月1日	（签字、盖公章） 2019年6月2日
负责起草单位意见	负责起草单位意见
（签字、盖公章） 2019年6月3日	（签字、盖公章） 2019年6月2日
负责起草单位意见	负责起草单位意见
（签字、盖公章） 2019年6月3日	（签字、盖公章） 2019年6月2日

中国民间中医医药研究开发协会钩活术专业委员会意见

（签字、盖公章）
2019年6月5日

中国民间中医医药研究开发协会钩活术专业委员会流派规范制修订立项申请书

项目名称	中医微创钩活术技术临床路径	负责人	国凤琴 魏乐
申请单位名称	石家庄真仁中医钩活术总医院	联系人	国凤琴 魏乐
单位地址	石家庄市新华区中华北大街357号	邮编	050000
电话	15931426717 13473878559	E-mail	sjzzrzyghs2006@163.com
制定或修订	□制定 ☑修订		
负责起草单位	石家庄真仁中医钩活术总医院	负责人	国凤琴 魏乐
参加起草单位	河北秦皇岛风湿骨病医院	负责人	李太极
	湖北黄冈市中医医院	负责人	朱文胜
	河南亚太骨病医院	负责人	王文锦
	山西省长治市中医医院	负责人	桂忠诚
计划起始年	2019年6月1日	完成年限	0.5-1年
目的、意义	目的：钩活术技术临床路径临床应用已有3年多的历史，为使钩活术疗法更贴近与临床，增加疗效、增加安全系数，特修订优化钩活术疗法的临床路径。 意义：使钩活术疗法进一步向规范化、标准化发展。		
适用范围和主要技术内容	适用于中华钩活术流派各加盟连锁机构和执行人。主要技术内容为钩活术技术。 原路径的题目修订； 原路径有关条款的修订； 钩活术的适应症、禁忌症； 钩活术的门诊标准、住院标准； 钩活术的住院天数、出院时间； 钩活术的钩度、深度； 钩活术辅助穴位和药物； 钩活术辅助治法； 钩活术的间隔时间及疗程； 钩活术的检查标准； 钩活术治疗脊柱病及四肢关节病的能否同时治疗的界定； 进入路径的最佳时间和定点； 有无变异及原因分析； 退出路径的标准等。		

国内外情况简要说明	国内看来钩活术已经通及全国各地，尤其是河北省基本普及，受到了广大患者的一致好评，特别是颈肩腰腿痛及椎管狭窄的患者。
经费预算（万元）	起草单位自筹10万元

申请立项单位意见	负责起草单位意见
（签字、盖公章） 2019年6月1日	（签字、盖公章） 2019年6月2日
负责起草单位意见	负责起草单位意见
（签字、盖公章） 2019年6月3日	（签字、盖公章） 2019年6月2日
负责起草单位意见	负责起草单位意见
（签字、盖公章） 2019年6月3日	（签字、盖公章） 2019年6月2日

中国民间中医医药研究开发协会钩活术专业委员会意见

（签字、盖公章）
2019年6月5日

附件 4.3 钩活术技术诊疗方案立项评审结论表

中国民间中医医药研究开发协会钩活术专业委员会流派规范制修订项目立项评审结论表

项目名称	中医微创钩活术技术诊疗方案		
承担单位	石家庄真仁中医钩活术总医院	负责人	国凤琴 魏乐
	河北秦皇岛风湿骨病医院	负责人	李太极
	湖北黄冈市中医医院	负责人	朱文胜
	河南亚太骨病医院	负责人	王文锦
	山西省长治市中医医院	负责人	桂忠诚
会议时间	2019 年 6 月 5 日	地点：湖北黄冈市中医医院	
投票形式	举手表决		
专家人数	28 人		
表决情况	赞成 28 票 反对 0 票 弃权 0 票		

专家意见：

通过听取黄冈市中医医院朱文胜院长代表项目组的立项申请，专家们认为钩活术疗法诊疗方案五年更新修订一次，符合国际技术修订惯例，对不适用钩活术疗法的手法、钩法、辅助措施废除，适用于钩活术疗法的手法、钩法、辅助措施保留，对提高钩活术疗效和规范及标准的手法、钩法、辅助措施应以增加，专家组同意《中医微创钩活术技术诊疗方案》修订的立项申请。

立项评审结论	☑同意立项 □不同意立项 理由：

中国民间中医医药研究开发协会
钩活术专业委员会（盖章）
2019 年 6 月 5 日

附：签名表

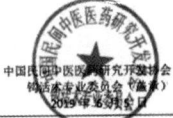

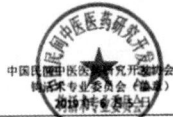

中国民间中医医药研究开发协会钩活术专业委员会流派规范制修订项目立项评审结论
签 名 表

项目名称	中医微创钩活术技术诊疗方案		
承担单位	石家庄真仁中医钩活术总医院	负责人	国凤琴 魏乐
	河北秦皇岛风湿骨病医院	负责人	李太极
	湖北黄冈市中医医院	负责人	朱文胜
	河南亚太骨病医院	负责人	王文锦
	山西省长治市中医医院	负责人	桂忠诚
会议时间	2019 年 6 月 5 日	地点：湖北黄冈市中医医院	

专家及参会人员签名：

2019 年 6 月 5 日

中国民间中医医药研究开发协会钩活术专业委员会流派规范制修订项目立项评审结论表

项目名称	中医微创钩活术技术临床路径		
承担单位	石家庄真仁中医钩活术总医院	负责人	国凤琴 魏乐
	河北秦皇岛风湿骨病医院	负责人	李太极
	湖北黄冈市中医医院	负责人	朱文胜
	河南亚太骨病医院	负责人	王文锦
	山西省长治市中医医院	负责人	桂忠诚
会议时间	2019 年 6 月 5 日	地点：湖北黄冈市中医医院	
投票形式	举手表决		
专家人数	28 人		
表决情况	赞成 28 票 反对 0 票 弃权 0 票		

专家意见：

通过听取黄冈市中医医院朱文胜院长代表项目组的立项申请，专家们认为钩活术疗法临床路径五年更新修订一次，符合国际技术修订惯例，对不适用钩活术临床路径的手法、钩法、时间、辅助措施废除，适用于钩活术疗法的手法、钩法、时间、辅助措施保留，对提高钩活术疗效和规范及标准的手法、钩法、时间、辅助措施应以增加，专家组同意《中医微创钩活术技术临床路径》修订的立项申请。

立项评审结论	☑同意立项 □不同意立项 理由：

中国民间中医医药研究开发协会
钩活术专业委员会（盖章）
2019 年 6 月 5 日

附：签名表

中国民间中医医药研究开发协会钩活术专业委员会流派规范制修订项目立项评审结论
签 名 表

项目名称	中医微创钩活术技术临床路径		
承担单位	石家庄真仁中医钩活术总医院	负责人	国凤琴 魏乐
	河北秦皇岛风湿骨病医院	负责人	李太极
	湖北黄冈市中医医院	负责人	朱文胜
	河南亚太骨病医院	负责人	王文锦
	山西省长治市中医医院	负责人	桂忠诚
会议时间	2019 年 6 月 5 日	地点：湖北黄冈市中医医院	

专家及参会人员签名：

2019 年 6 月 5 日

附件 4.4　钩活术技术诊疗方案和临床路径首次修订讨论会

中医微创钩活术技术诊疗方案

（首次修订讨论会）

题　目	中医微创钩活术技术诊疗方案
参加人员	石家庄真仁中医钩活术总医院执业医师
目　的	修订钩活术技术诊疗方案、进一步规范化、标准化
意　义	推动钩活术技术诊疗方案标准化、规范化发展
内　容	对《钩活术技术诊疗方案》初稿进行讨论
签　名：	

2019 年 6 月 12 日

中医微创钩活术技术临床路径

（首次修订讨论会）

题　目	中医微创钩活术技术临床路径
参加人员	石家庄真仁中医钩活术总医院执业医师
目　的	修订钩活术技术临床路径、进一步规范化、标准化
意　义	推动钩活术技术临床路径标准化、规范化发展
内　容	对《钩活术技术临床路径》初稿进行讨论
签　名：	

2019 年 6 月 12 日

附件 4.5　钩活术技术诊疗方案和临床路径流派规范制修订项目征求意见签名表

中国民间中医医药研究开发协会钩活术专业委员会流派规范制修订项目征求意见

签 名 表

项目名称	中医微创钩活术技术诊疗方案		
承担单位	石家庄真仁中医钩活术总医院	负责人	国风琴 魏乐
	河北秦皇岛风湿骨病医院	负责人	李太根
	湖北黄冈市中医医院	负责人	朱文胜
	河南亚太骨病医院	负责人	王文锦
	山西省长治市中医医院	负责人	桂忠诚
会议时间	2019 年 6 月 28 日	地点：	湖北黄冈中医医院
修订项目说明	中医微创钩活术技术诊疗方案的修订已得到了钩活术专业委员会的立项批准，项目组根据立项批准的要求完成了修订项目的草稿，进入征求意见阶段。		

中国民间中医医药研究开发协会钩活术专业委员会流派规范制修订项目征求意见

签 名 表

项目名称	中医微创钩活术技术临床路径		
承担单位	石家庄真仁中医钩活术总医院	负责人	国风琴 魏乐
	河北秦皇岛风湿骨病医院	负责人	李太根
	湖北黄冈市中医医院	负责人	朱文胜
	河南亚太骨病医院	负责人	王文锦
	山西省长治市中医医院	负责人	桂忠诚
会议时间	2019 年 6 月 28 日	地点：	湖北黄冈市中医医院
修订项目说明	中医微创钩活术技术临床路径的修订已得到了钩活术专业委员会的立项批准，项目组根据立项批准的要求完成了修订项目的草稿，进入征求意见阶段。		

附件 4.6 钩活术技术诊疗方案流派规范制修订项目征求意见汇总处理表

附件 2

中国民间中医医药研究开发协会钩活术专业委员会流派规范制修订项目征求意见汇总处理表

2019 年 6 月 30 日

项目名称	中医微创钩活术技术诊疗方案		项目负责人	国风琴　魏乐	
序号	姓名	修改内容	修改理由	提出意见单位	处理结果
1	魏玉锁	1、方案增加人员资质和操作环境。 2、总则内容要充实。 3、钩度明确。 4、对骨减压明确细化。	完善相关内容	石家庄真仁中医钩活术总医院	采纳
2	李金祥	无	无	秦皇岛风湿骨病医院	采纳
3	李滇平	颈椎病修改如下： 1、诊断（中医）：项痹。 2、必需项目检查中增加 CT 或 MRI；可选择检查项目增加胸片。 3、参考资料：2014 年国家中管局发布的临床路径和治疗方案 4、颈椎病钩活术临床路径住院表单中：A.第 1 天重点医嘱中加：胸片或其他检查，不要钩活术疗法。B.第 2 天临时医嘱加：钩活术疗法。C.分级护理不能一成不变（Ⅱ）级，必须根据情况分级。D.第 5 至 8 天长期医嘱中加：其他项目检查。E.输液不够详细：可用的药名及其剂量，频次等。 5、有以下情况者不能进入本路径中第（1）条改为：有诊断明确需行开放性手术者如恶性肿瘤等。 6、标准化：定量、定性、可视化。	完善相关内容	贵州省金沙县中医院第一分院	部分采纳
4	董文明	1、局麻配比建议用生理盐水替代注射用水，因为0.9%氯化钠注射液跟人体的生理环境相适应，即医学中的等张液临床一线具备抗炎和可入血的特点。 2、延展建议：可视化钩活术内窥镜的临床研发。	完善相关内容	灵宝文明康复护理院	部分采纳
5	刘俊鹏	意思：完全同意 说明：加强区域保护，有利于钩活术的发展壮大，不断提高钩活术的服务水平造福患者。	完善相关内容	邯郸市大名县爱心医院	采纳
6	王辉岩	无	无	河北省沧县王会头医院	采纳
7	王楨军	同意　最后一页《新型农村合作医疗诊疗项目补偿规定》是否改为《城乡医保》	完善相关内容	河北省沧县王会头医院	采纳
8	赵晓明	无	无	石家庄真仁中医钩活术总医院	采纳
9	朱文胜	无	无	湖北省黄冈市中医医院	采纳
10	朴玄	无	无	辽宁大连开发区黄海路中医医院	采纳
11	宋建礼	无	无	河北深州惠民医院	采纳
12	郑继明	本次修订稿详细全面诊疗依据充分，本人没有补充意见。	无	河北省兴隆县博爱医院	采纳
13	唐永奎	无	无	山东省日照市莒县唐永奎盛唐诊所	采纳
14	王尧	无	无	邯郸汇仁中医医院	采纳
15	周兴才	无	无	四川省盐亭县民兴医院	采纳
16	张格嘉	无	无	定州东车寄医院	采纳
17	梁华磊	无	无	景县降河流镇卫生院	采纳
18	刘建军	同意中医微创钩活术疗诊方案	无	张被德康康复医院	采纳
19	姚西保	无	无	平乡河古庙康联医院	采纳
20	申海波	无	无	十堰市铁锋医院	采纳
21	杨大亮	希望我们钩活术团队再研究诊疗其他更多的特殊疾病。	无	贵州毕节凯帝医院	采纳

附件 2

中国民间中医医药研究开发协会钩活术专业委员会流派规范制修订项目征求意见汇总处理表

2019 年 6 月 30 日

项目名称	中医微创钩活术技术临床路径		项目负责人	国风琴　魏乐	
序号	姓名	修改内容	修改理由	提出意见单位	处理结果
1	魏玉锁	路径说明中增加： 1、操作人员资质。 2、操作环境要求。 3、与国际接轨，每年颁发年度三证。 1、操作人员很重要操作的熟练程度路径每年提高，每年考试考核，不合格的执行人，不颁发证书，不能操作钩活术技术。 2、无菌操作环境要求，防止院感的发生。 3、中医钩活术要走出国门，与世界接轨，每年颁证。	完善相关内容	石家庄真仁中医钩活术总医院	采纳
2	李金祥	将骨减压技术纳入临床路径中。	完善相关内容	秦皇岛风湿骨病医院	采纳
3	李滇平	1、膝关节病中医诊断：膝痹。 2、膝关节病表单参照项痹给予修改。 3、腰椎病的中医诊断：腰痛。 4、腰椎病表单参照项痹表单给予修改。	完善相关内容	贵州省金沙县中医院第一分院	部分采纳
4	董文明	1、入院检查项目： ①必需的检查项目＋DDM<D2 聚体>； ②D-2 聚体主要用来检测纤维蛋白的溶解功能，防血栓梗塞性疾病发生。 2、中医诊断： ①项痹 ②颈椎病分型	完善相关内容	灵宝文明康复护理院	部分采纳
5	刘俊鹏	①钩活术执行人，操作者必须取得钩活术专业委员会颁发的“三证”方可进入本路径方案，执行人每年必须接受钩活术总部的培训，不断提高操作水平，并取得年度新的“三证”方可进入本路径方案。 ②操作环境至少达到治疗室标准严格控制院内感染。	完善相关内容	邯郸市大名县爱心医院	部分采纳
6	王辉岩	无	无	河北省沧县王会头医院	采纳
7	王楨军	同意	无	河北省沧县王会头医院	采纳
8	赵晓明	1、路径说明中需增加:中医诊断为项痹病。 2、适用对象诊断增加：中医：项痹病（TCD 编码：13G5000） 3、诊断明确第一诊断应是：中医项痹病	完善相关内容	石家庄真仁中医钩活术总医院	部分采纳
9	朱文胜	退变性腰椎滑脱钩活术临床路径（五）(二)进入本路径的最佳时点是Ⅱ°度滑脱内。	完善相关内容	湖北省黄冈市中医医院	采纳
10	朴玄	无	无	辽宁大连开发区黄海路中医医院	采纳
11	宋建礼	无	无	河北深州惠民医院	采纳
12	郑继明	本次修订稿比较细致、全面，没有补充意见。	无	河北省兴隆县博爱医院	采纳
13	唐永奎	无	无	山东省日照市莒县唐永奎盛唐诊所	采纳
14	王尧	无	无	邯郸汇仁中医医院	采纳
15	周兴才	无	无	四川省盐亭县民兴医院	采纳
16	张格嘉	无	无	定州东车寄医院	采纳
17	梁华磊	无	无	景县降河流镇卫生院	采纳
18	刘建军	①钩活术是一个无菌操作技术（手术衣达标） ②每年培训学习合格确认，不合格不予三证。 ③中医钩活术走出国门，钩出世界！	无	张被德康康复医院	部分采纳
19	姚西保	1、钩活术技术操作人员的确认，若换是否参加钩活术培训，培训后果是否合格钩活术人员是否被钩活术总院（或钩活术评选单位）确认合格，发年度三证。 2、钩活术技术必须在无菌环境下（手术室）进行。 3、跟癌症加入门诊治疗。	完善相关内容	平乡河古庙康联医院	部分采纳
20	申海波	1、执行人的资质：加强准入。 2、疾病分期（5）反复期？恰当否？	完善相关内容	十堰市铁锋医院	采纳
21	杨大亮	1、术前血压测量。 2、术前胸片或胸部透视。 3、颈、肩、腰、腿等退行性病变的康复及保养标准的制定。	完善相关内容	贵州毕节凯帝医院	部分采纳